Irmgard Häseler

Pflegerische Begutachtung nach dem sozialen Pflegeversicherungsgesetz

Grundlagen, Analysen und Empfehlungen

Irmgard Häseler

Pflegerische Begutachtung nach dem sozialen Pflegeversicherungsgesetz

Grundlagen, Analysen und Empfehlungen

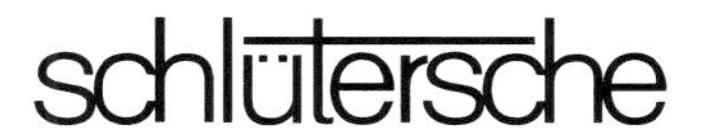

Die Deutsche Bibliothek-CIP-Einheitsaufnahme

Häseler, Irmgard:
Pflegerische Begutachtung nach dem sozialen Pflegeversicherungsgesetz : Grundlagen, Analysen und Empfehlungen / Irmgard Häseler. – Hannover : Schlütersche, 2000
ISBN 3-87706-575-9

Anschrift der Autorin:

Irmgard Häseler
Kurmainzstraße 13
55411 Bingen am Rhein

Beruflicher Werdegang der Autorin:

- Pflegemanagerin von mehreren Alten- und Pflegeheimen
- Mehrjährige leitende Funktionen in verschiedenen Fachbereichen an einem Universitätsklinikum in der Schweiz
- Selbstständige Pflegefachberaterin
- Gutachterin zur Feststellung der Pflegebedürftigkeit und Festlegung der Pflegestufen nach dem Pflegeversicherungsgesetz
- Examinierte Krankenschwester
- Diplom Pflegewirtin (FH)
- Doktorandin an der Charité zur Doktorin der Pflegewissenschaft (Dr. rer. cur.)

Gestaltung: Schlütersche GmbH & Co. KG,
Verlag und Druckerei, Hannover
Satz, Druck und Bindung: Druckhaus „Thomas Müntzer“ GmbH, Bad Langensalza

MEINEM SOHN
PASCAL
GEWIDMET

Inhalt

Abkürzungsverzeichnis

ANA	Amerikanische Pflegevereinigung
ATL	Aktivitäten des täglichen Lebens
BMA	Bundesministerium für Arbeit und Sozialordnung
BMG	Bundesministerium für Gesundheit
BRD	Bundesrepublik Deutschland
BRi	Richtlinien der Spitzenverbände der Pflegekassen zur Begutachtung von Pflegebedürftigkeit nach dem XI. Buch des Sozialgesetzbuches
BSHG	Bundessozialhilfegesetz
BW	Bewohner
bzw.	beziehungsweise
DBfK	Deutscher Berufsverband für Pflegeberufe
DZA	Deutsches Zentrum für Altersfragen
ICIDH	Internationale Klassifikation der Schädigungen, Fähigkeitsstörungen und Beeinträchtigungen
IK	Institutionskennzeichen
LA	Lebensaktivitäten
MDK	Medizinischer Dienst der Krankenkassen
NANDA	Nordamerikanische Pflegediagnosenvereinigung
PraxisHdb.	Praxishandbuch
RAI	Resident Assessment Instrument
RdNr.	Randnummer
S.	Seite
SachverständigenR	Sachverständigenrecht
SGB V	Sozialgesetzbuch V
SGB XI	Sozialgesetzbuch XI
u.a.	unter anderem
u.U.	unter Umständen
v.a.	vor allem
vgl.	vergleiche
WHO	Weltgesundheitsorganisation
z.B.	zum Beispiel
ZNS	Zentralnervensystem

Geleitwort

Erst bei der Durchführung von neuen Gesetzen merkt man, wo die Schwachstellen sind. Genau so vollzieht sich das auch bei der Pflegeversicherung. Das fängt schon da an, wo es um einen der wichtigsten Begriffe zu dieser Versicherung geht, nämlich die Pflegebedürftigkeit. Wenn nicht deutlich und klar feststeht, was sie beinhaltet, dann ist es ebenso nicht möglich, Aussagen darüber in Beziehung zu einer Person zu machen. Die Festlegung dieses Begriffes nach dem Sozialgesetzbuch lässt viele Fragen offen. Das ist jedoch, besonders bei neuen Gesetzen, nicht unüblich.
Die Anwendung in der Praxis muss die Fragen dann klären. Leider liegt gerade da die Schwierigkeit bei diesem Gesetz. Wer weiß denn, was Pflegebedürftigkeit ist, oder sein könnte? Wie kann man es denn beim oder über den potenziellen Klienten ermitteln, und wer sollte bzw. könnte dies am Besten tun? Was Letzteres betrifft, hat Gregor Matthesius in seiner Doktorarbeit[1] deutlich und mit empirischen Daten begründet, erwiesen, dass Pflegekräfte und Ärzte unterschiedliche Empfehlungen geben. Das ist nicht nur vom Inhalt her interessant, weist jedoch darauf hin, dass es bei der Erhebung der Pflegebedürftigkeit an Reliabilität des Begutachters mangelt. Die Empfehlungen dürfen ja nicht abhängig vom Gutachter sein, sondern müssen sich ausschließlich auf den Klienten beziehen.
Wissenschaftler würden in diesem Fall, also bei unzureichender Reliabilität durch den Beobachter, das benutzte Instrument und/oder Verfahren ablehnen, und die erhobenen Daten nicht zur Überprüfung oder Entwicklung von inhaltlichen Forschungsproblemen anwenden. Vielleicht wären die Daten noch für den Vergleich von Gruppen zu benutzen, wobei man dann hofft, dass die Messfehler über die Gruppen gleich verteilt sind und sich also mehr oder weniger ausgleichen. Die Anwendung dieser Daten für Aussagen über individuelle Fälle muss man jedoch als einen groben Kunstfehler betrachten. Der springende Punkt ist jetzt, dass es bei der Pflegeversicherung genau darum geht: anhand individueller Fälle wird entschieden, ob der Klient überhaupt für eine finanzielle Erstattung in Frage kommt und um welche Pflegestufe es sich dann handelt.
Die Gutachter zur Einstufung in die Pflegeversicherung haben also bestimmt keine leichte Aufgabe zu erfüllen. Wenn man weiß, dass das Instrument nicht zuverlässig ist, und die eigene Meinung einen Einfluss auf die Ergebnisse hat - wie soll man sich da verhalten?
Eine Lösung dieser Probleme würde den Rahmen des vorliegenden Buches sprengen. Es bietet jedoch viele Anhaltspunkte und Hintergrundinformationen hinsichtlich der pflegerischen Begutachtung. Wenn man beruflich (oder vielleicht nur aus

---

[1] Die Empfehlung von ambulanten Rehabilitationsmaßnahmen bei 60-jährigen und älteren Pflegebedürftigen - Analyse der Begutachterergebnisse der Medizinischen Dienste der Krankenversicherung in Berlin und Brandenburg, Medizinische Fakultät Charité der Humboldt-Universität zu Berlin

allgemeinem Interesse) mit dem Pflegeversicherungsgesetz beschäftigt ist, sollte man die Möglichkeit nutzen, sich mit den Themen, die Irmgard Häseler in ihrem Buch anbietet, auseinanderzusetzen.

Berlin, im April 2000

Professor Dr. Theo Dassen
Medizinische Fakultät Charité
der Humboldt-Universität, Berlin

Vorwort

Die pflegerische Begutachtung nach dem Pflegeversicherungsgesetz und damit die Feststellung der Pflegebedürftigkeit und Festlegung der Pflegestufen wurde mit Einführung der Pflegeversicherung 1995 neu entwickelt. Bei der Umsetzung in die Praxis stellte das Bundesministerium für Arbeit und Soziales Unterschiede bei den Begutachtungsergebnissen fest und präzisierte 1997 die Begutachtungsanleitung.
Auf Grund der demographischen Entwicklung hat die Pflegeversicherung weitreichende gesellschaftspolitische Auswirkungen. Mit der Feststellung der Pflegebedürftigkeit und Festlegung der Pflegestufe werden die Betroffenen zu Leistungsempfängern oder die Leistung des neuen Zweiges der Sozialversicherung wird entsagt. Wenn die Pflegebedürftigen falsch oder nachteilig eingestuft werden, kann dies tiefgreifende finanzielle Auswirkungen haben.
Für die Pflegefachkräfte werden durch die Einführung der Pflegeversicherung neue Herausforderungen und Aufgaben hinsichtlich der an sie gestellten Kompetenz- und Leistungsanforderungen bei der Begutachtung der Pflegebedürftigkeit gestellt. Die pflegerische Begutachtung eröffnet den Pflegefachkräften aber auch eine neue berufliche Perspektive. Die pflegerische Begutachtung ist auch eine grundsätzliche Herausforderung für das Selbstverständnis der Pflegenden.
Bei der Mitgestaltung von Richtlinien zur Erstellung der pflegerischen Gutachten muss die Berufsgruppe Pflege innovativ werden, da die pflegefachlichen entscheidenden Charakteristika zur Feststellung der Pflegebedürftigkeit zum Teil bisher unvollständig oder sogar fehlerhaft dargestellt werden.
Das Ziel ist eine fachlich kompetente Beurteilung, die alle gesetzlichen Strukturen beinhaltet und für die Betroffenen die entsprechende Pflegestufe, unabhängig von der Tagesform des Pflegebedürftigen oder der persönlichen Einstellung und Erfahrung des Gutachters, ermittelt.

Bingen, im April 2000

Irmgard Häseler
Diplom Pflegewirtin (FH)

Danksagung

Die Begutachtung der Pflegebedürftigkeit nach dem Pflegeversicherungsgesetz stellt eine neue Aufgabe für Pflegefachkräfte dar. Dieses Buch entstand mit Einführung der Pflegeversicherung, um die pflegebedürftigen Personen hinsichtlich der neuen Gesetzgebung beraten und informieren zu können.
Deshalb möchte ich mich hiermit bei all denen bedanken, die mir beständig Anregungen, Rückmeldungen und Hilfen gegeben haben.

Die theoretische Aufarbeitung des Themas erfolgte hauptsächlich durch die Begleitung von Professor Dr. phil. Edith Kellnhauser, im Rahmen meiner Diplomarbeit im Fachbereich Pflege zur Pflegewirtin.
Deshalb geht mein ausdrücklicher Dank an die Gründungsdekanin des Fachbereichs Pflege an der Katholischen Fachhochschule in Mainz, Professor Dr. phil. Edith Kellnhauser, die mich mit ihren interessanten Vorlesungen und hilfreichen Diskussionen unterstützt und motiviert hat. Sie bleibt für mich immer ein Vorbild. Dieser Band wäre aber ohne die ständige Unterstützung von Gerd und vor allem von Pascal nicht zustande gekommen. Sie haben mir immer wieder Beistand und Freiraum gewährt. Dafür danke ich ihnen besonders herzlich.

Bingen, im April 2000

Irmgard Häseler
Diplom Pflegewirtin (FH)

1. Einführung

Vom Gesetzgeber wurde zum 1. Januar 1995 die fünfte Säule der Sozialversicherung, »die Pflegeversicherung«, in der Bundesrepublik eingeführt. So wird das Pflegefallrisiko im Rahmen einer gesetzlichen Pflichtversicherung unter dem Dach der gesetzlichen Krankenversicherung abgesichert. Von jeder Krankenkasse wurde eine Pflegekasse eingerichtet. Die Pflegeversicherung wurde stufenweise eingeführt. Seit dem 1. April 1995 werden häusliche sowie teilstationäre Pflegeleistungen und seit dem 1. Juli 1996 vollstationäre Pflegeleistungen gewährt.

Das Bundesministerium für Arbeit und Sozialordnung stellte in seinem ersten Bericht über die Entwicklung der Pflegeversicherung im Januar 1998 fest, dass zu diesem Zeitpunkt rund 1,7 Millionen Bürgerinnen und Bürger der Bundesrepublik Leistungen aus der Pflegeversicherung erhalten. Mit einer Zunahme der Leistungsbezieher muss aufgrund der demographischen Entwicklung gerechnet werden. Das Bundesministerium für Arbeit und Sozialordnung (BMA) geht davon aus, dass im Jahre 2010 mehr als zwei Millionen Leistungsempfänger versorgt werden müssen (vgl. Bundesministerium für Arbeit und Sozialordnung, 1998, Seite 52).

Erste Statistiken zeigen die Einstufungen der Leistungsempfänger. So wurden am 30. Juni 1999 (Stichtag) folgende Pflegestufen im Rahmen der Pflegeversicherung (siehe Tabelle 1) von den Erstbegutachtungen empfohlen.

Bis Juni 1999 lagen über 7,4 Millionen Anträge bei den Pflegekassen vor. Vom Medizinischen Dienst der Krankenkassen (MDK) wurden über 6,7 Millionen Begutachtungen (Erstbegutachtungen, Wiederholungsbegutachtungen und Widerspruchsbegutachtungen) durchgeführt. Bei über 1,4 Millionen Bürgerinnen und Bürgern wurde der Antrag auf Leistungen abgelehnt.

Prognose 2010: über zwei Millionen Leistungsempfänger

Regionale Unterschiede der Begutachtungsergebnisse werden vom BMA erkannt und wie folgt erklärt (BMA, 1998, S. 24):

- Die soziodemographischen Faktoren (z.B. Altersstruktur der Bevölkerung, Siedlungsstrukturen, Pflegeverhalten) können in den verschiedenen Ländern zu unterschiedlichen Begutachtungsergebnissen führen.
- Einige Punkte der Begutachtungsanleitung sind unklar und werden in den einzelnen Medizinischen Diensten der Krankenkassen unterschiedlich verstanden.

Tabelle 1: Pflegestufen

Pflegestufe	Ambulant Pflegebedürftige	Stationär Pflegebedürftige	Gesamt
I	1.392.733	253.535	1.646.268
II	874.259	322.252	1.196.511
III	538.473	185.127	723.600
Gesamt:			**3.566.379**

Unveröffentlichte Statistik vom Medizinischen Dienst der Spitzenverbände der Krankenkassen in Essen, Juni 1999

- Der unterschiedliche Wissensstand der Gutachter über die Vorgaben des Gesetzes führt zu unterschiedlichen Einstufungen.
- Die internen Schulungen der Gutachter weisen erhebliche Unterschiede auf.

Aus dieser Erkenntnis entwickelten, in gemeinsamer Beratung, die Spitzenverbände der Pflegekassen, der Medizinische Dienst der Spitzenverbände der Krankenkassen (MDS), die Vertreter einzelner MDK und der BMA bis Mai 1997 eine neue, präzisierte und klare Begutachtungsanleitung. Gleichzeitig sind die internen Qualitätssicherungsmaßnahmen festgelegt worden.

Gefordert: präzise und klare Anleitung zur Begutachtung

Mit der neuen Pflegeversicherung ist ein gesellschaftlich relevanter Sozialversicherungszweig entstanden. Die Kriterien für den Leistungsbezug sind für die Bürgerinnen und Bürger noch erklärungsbedürftig.
Vor diesem Hintergrund hat sich die Aufgabe gestellt, durch Einholen von relevanten Materialien, einschlägigen Informationsquellen und auf der Basis der daraus gewonnenen Erkenntnisse, die Feststellung der Pflegebedürftigkeit nach dem Pflegeversicherungsgesetz darzustellen.
Ausgehend davon, dass unterschiedliche Begutachtungsergebnisse bei ein und demselben Pflegebedürftigen durch verschiedene Gutachter festgestellt werden können, liegt es nahe, das Formulargutachten der Pflegeversicherung auf seine Eignung zur Begutachtung zu überprüfen. Die erforderlichen Untersuchungen werden an einem Fallbeispiel aus der vollstationären Pflege vorgestellt.
So stellten sich folgende Fragen: Inwieweit ist das vorgegebene Formulargutachten der Pflegeversicherung geeignet, die Pflegebedürftigkeit festzustellen? Oder: Was führt zur nachteiligen oder sogar falschen Beurteilung von Pflegebedürftigkeit?
Auch für die berufliche Tätigkeit in ambulanten sowie vollstationären Einrichtungen der Altenhilfe ist die Klärung der offenen Fragen sehr wichtig, um die Interessen der Klienten unterstützen zu können.
Die Einführung der Pflegeversicherung hat bei der Bevölkerung zu Unsicherheiten geführt, weil sie über 20 Jahre sozialpolitisch diskutiert wurde. Die Aufklärung über die Durchführung erfolgte dann nur sehr spärlich, somit kann dieser neue Sozialversicherungszweig nicht von einem Laien beurteilt werden. Der Gesetzgeber hat im Pflegeversicherungsgesetz die Grundlagen für die daraus folgenden Verordnungen und Richtlinien geschaffen. Mit diesen Richtlinien sind die Durchführungsvorschriften (durch die übergeordnete Behörde) erteilt worden.
Bislang wurde in der vorhandenen Literatur sehr viel über die Auswirkungen der Begutachtungen, Begutachtungsergebnisse und Statistiken veröffentlicht. Daraus lassen sich unterschiedliche Bewertungen der Pflegebedürftigkeit des Pflegebedürftigen aufzeigen, die meistens nachteilig für den Betroffenen waren. Bei der Durchsicht der Literatur fällt aber auch auf, dass über die Inhalte und den Aufbau eines Gutachtens nur sehr wenig veröffentlicht wurde.
Einerseits ist die Pflegeversicherung erst seit 1995 in Kraft. Andererseits zeigte sich beim Besuch verschiedener Fachtagungen über Pflegegutachten, dass den Pflegefachkräften noch häufig unklar ist, welche Möglichkeiten in der vorhandenen gesetzlichen Struktur gegeben sind, um pflegefachliche Interessen zu vertreten.
Das Ziel dieses Buches ist, die pflegerische Begutachtung nach dem elften Sozialgesetzbuch (SGB XI = Pflegeversi-

cherung) darzustellen und zu bewerten. Durch ein Fallbeispiel (ein sogenanntes Formulargutachten) soll aufgezeigt werden, wie die Beurteilung der Pflegebedürftigkeit gemäß Pflegeversicherung vorgenommen wird.
Damit das Gutachten zur Feststellung der Pflegebedürftigkeit bewertet werden kann, ist es notwendig die sozialmedizinischen und sozialpolitischen Hintergründe zu kennen. Im theoretischen Teil werden nach den erforderlichen Begriffsdefinitionen die allgemeinen Grundsätze einer Gutachtenerstattung (z.B. für Baugutachten oder Kraftfahrzeuggutachten) und die speziellen Anforderungen nach dem Pflegeversicherungsgesetz aufgezeigt. Erst wenn die allgemeinen und speziellen Kriterien dargelegt sind, wird ein Formulargutachten nach SGB XI vorgestellt. Einige wichtige Punkte des Formulargutachtens sollen kritisch diskutiert, beleuchtet und bewertet werden. Danach sollen neue Lösungswege vorgeschlagen werden und andere Möglichkeiten der Einschätzung des Pflegebedarfs diskutiert werden.
Zum Abschluss zeigt ein freies wissenschaftliches Gutachten (das den genannten allgemeinen und den speziellen, gesetzlichen Anforderungen entspricht) beispielhaft, wie nach den Vorgaben des Pflegeversicherungsgesetzes die Pflegebedürftigkeit ermittelt werden kann. Dieses Fallbeispiel bezieht sich dabei konkret auf die gesetzlichen Rahmenbedingungen, damit durch den Laien (Nichtfachmann, z.B.: Richter am Sozialgericht oder Versicherungskaufmann) ein Vergleich zu den Gutachten der Sozialversicherer hergestellt werden kann.
Am Ende dieses Buches sind erweiterte Anmerkungen, z.B. Gesetzestexte, Erläuterungen aus den Richtlinien der Pflegeversicherung oder weitere Hintergründe beschrieben. Diese Anmerkungen sind erforderlich, damit für den Leser weitere Zusammenhänge klar werden.
In der Anlage 1 ist ein leeres Formular zur Begutachtung der Pflegebedürftigkeit nach dem Pflegeversicherungsgesetz aufgeführt, wie es nach der derzeitigen Gesetzgebung verwendet wird.
Zur Einführung in die Thematik werden nachstehend die sozialmedizinische Entwicklung, die sozialpolitischen Regelungen und das Verfahren zur Feststellung der Pflegebedürftigkeit nach SGB XI vorgestellt.

1.1 Sozialmedizinische Entwicklung

Zusammenhänge von sozialen Faktoren mit Gesundheit und Krankheit wurden zu Beginn des 19. Jahrhunderts von mehreren Medizinern beschrieben, u.a. von Rudolf Virchow, Eduard Reich und Alfred Grotjahn. Krankheit und schlechte soziale und wirtschaftliche Gegebenheiten wurden besonders in der Zeit der Industrialisierung erkannt. 1878 führte das Deutsche Reich die Fabrikinspektion ein.
Bismarck führte 1883 die Krankenversicherung, 1884 die Unfallversicherung und 1889 die Invaliden- und Alterssicherung ein. Bismarcks sozialpolitische Bemühungen führten 1891 zum Arbeiterschutzgesetz.
1905 wurde die Deutsche Gesellschaft für soziale Medizin, Hygiene und Medizinalstatistik gegründet, die der Ursprung der heutigen Deutschen Gesellschaft für Sozialmedizin und Prävention war. Das Ziel der Sozialmedizin ist es, durch Informationen, Weiterentwicklungen gesellschaftlich relevanter medizinischer Zustände Vorschläge zur Steuerung bzw. Beseitigung von Missständen zum Schutze der Bevölkerung zu erarbeiten, zu erproben und zu bewerten. Die Leistungsdiagnostik mit

vergleichender Prüfung, Beurteilung und Einordnung der Gesundheit von Personen und Bevölkerungsgruppen unter medizinischen, juristischen und institutionellen Perspektiven nimmt einen hohen Stellenwert ein (vgl. Brennecke/ Schelp 1993, S. 2–9).

1.2 Sozialpolitische Regelungen

Sozialrecht trennt zwischen Behandlungs- und Pflegebedürftigkeit

Für Krankheit, Behinderung oder Pflegebedürftigkeit sind in der Bundesrepublik Deutschland zwei verschiedene Bundesministerien zuständig. Diese Ministerien haben unterschiedliche Geschäftsbereiche und unterschiedlich zuständige oberste Verwaltungsbehörden auf Bundes- und Landesebene.

Diese strukturelle Voraussetzung kann bei unterschiedlichen Interessen und unterschiedlichen Haushaltsplanungen (der Ministerien) Konflikte potenzieren. Die Verstärkung der Probleme kann z.B. durch die differenten Zielsetzungen der verschiedenen Ministerien erfolgen. Aber auch die gleichen Zielsetzungen wie »Einsparungen im nächsten Haushaltsjahr« können Probleme in sich bergen.

Hauptzuständigkeitsbereiche des Bundesministerium für Gesundheit (BMG) sind:

- Gesundheitspolitik
- Krankenversicherung
- Human- und Veterinärmedizin
- Arzneimittel, Apothekenwesen
- Verbraucherschutz
- Lebensmittelwesen

Hauptzuständigkeitsbereiche des Bundesministerium für Arbeit und Sozialordnung (BMA) sind:

- Versorgung der Kriegsbeschädigten und Kriegshinterbliebenen,
- Arbeitsrecht einschließlich Betriebsverfassung, Arbeitsschutz, Arbeitsvermittlung,
- Sozialversicherung einschließlich Arbeitslosenversicherung,
- Absicherung der Pflegebedürftigkeit

Erst mit dem Regierungswechsel im Oktober 1998 wurde die Absicherung der Pflegebedürftigkeit dem Bundesministerium für Gesundheit zugeordnet.

Die Behandlungsbedürftigkeit und die Pflegebedürftigkeit werden im deutschen Sozialrecht getrennt betrachtet. Bei Behandlungsbedürftigkeit wird eine Behandlungsfähigkeit als Folge von Krankheit vorausgesetzt. Die gesetzliche Krankenversicherung übernimmt Leistungen bei Krankheiten, die grundsätzlich linderungsfähig und rehabilitationsfähig sind.

Die Pflegeversicherung übernimmt Leistungen bei Pflegebedürftigkeit, die auf Grund einer körperlichen, geistigen oder seelischen Krankheit oder Behinderung entstanden ist, auch wenn keine Rehabilitationsfähigkeit besteht. Unter Alters-Pflegebedürftigkeit wird nicht nur die Folge einer »natürlichen Abnutzung des Körpers« verstanden, sondern inzwischen auch die Folgen von Krankheit oder Behinderung.

Im Brockhaus finden sich unter dem Begriff »Pflegeversicherung« auch Erklärungen über die sozialpolitische Entwicklung (Brockhaus Enzyklopädie, Ergänzungsband, 1996, S. 569):

»Regierung und Regierungsparteien werten die Pflegeversicherung als Kernstück der Sozialpolitik der 12. Legislaturperiode (1990–1994). Heftig und bis zuletzt umstritten waren v.a. Form und Finanzierung der P. Die FDP und die Unternehmerverbände favorisierten ein privatwirtschaftl. Kapitaldeckungsmodell anstelle der per Umlageverfahren finanzierten Sozialversicherung. Nach dem Urteil konservativer Kritiker untergräbt P. die Bereitschaft zur Pflege in der Familie und fördert die ›Abschiebung‹ von Pflegefällen

in Versorgungseinrichtungen. Anderen zufolge wird die P. v.a. durch Alterung der Gesellschaft und steigender Löhne des Pflegepersonals finanziell überlastet. Deshalb werden beträchtl. Beitragserhöhungen mit negativen Wirkungen für Wirtschaftswachstum und Beschäftigung befürchtet. Den Wohlfahrtsverbänden zufolge sind die Leistungen des Pflegegesetzes zu niedrig angesetzt; es sei mit erhebl. Folgekosten für Versicherte und für die Sozialhilfe zu rechnen. K. Jung: die neue P., Sozialgesetzb. XI (1995).«

1.3 Verfahren zur Feststellung von Pflegebedürftigkeit nach SGB XI

Nach § 18 der Pflegeversicherung Abs. 6 werden die Aufgaben des Medizinischen Dienstes durch Ärzte in enger Zusammenarbeit mit Pflegefachkräften und anderen geeigneten Fachkräften wahrgenommen. Der Medizinische Dienst ist befugt, den Pflegefachkräften oder sonstigen geeigneten Fachkräften, die nicht dem Medizinischen Dienst angehören, die für deren jeweilige Beteiligung erforderlichen personenbezogenen Daten zu übermitteln (vgl. KKF-Verlag 1996, S. 38–39).

Hier sei auch die Kommentierung zu Absatz 6 vollständig aufgezeigt, weil diese für die nachfolgende Arbeit von besonderer Bedeutung ist:

»Satz 1 dieser Vorschrift schreibt die Beteiligung von in der Pflege geschulten Fachkräften bei der Aufgabenerfüllung des Medizinischen Dienstes vor. Kranken- und Altenpfleger verfügen aufgrund ihrer Ausbildung und ihrer beruflichen Erfahrung über spezielles Wissen, das bei den Begutachtungs- und Entscheidungsprozessen des Medizinischen Dienstes genutzt werden soll. Pflegefachkräfte sollen besonders bei der Aufstellung eines Pflegeplanes beteiligt sowie bei der Begutachtung der Aktivierungsmöglichkeiten des Pflegebedürftigen und Empfehlungen zur häuslichen oder stationären Pflege herangezogen werden. Die Pflegefachkräfte sind vom Medizinischen Dienst der Krankenkassen einzustellen oder im Wege von Beratungsverträgen als Sachverständige zu beschäftigen. Zu den sonstigen geeigneten Fachkräften, die der Medizinische Dienst im Rahmen seiner Aufgabenerfüllung beteiligen kann, gehören insbesondere auch Sozialarbeiter (KKF-Verlag 1996, S. 40).«

Erst seit 1995, mit Beginn der Pflegeversicherung, wird die Zusammenarbeit zwischen Ärzten und den Pflegefachkräften bei einer sozialmedizinischen Begutachtung zur Feststellung der Pflegebedürftigkeit und Festlegung der Pflegestufen, explizit im Gesetz bestimmt und festgeschrieben. Vor diesem Zeitpunkt wurden (so zeigt es die Durchsicht der Literatur) bei sozialmedizinischen Begutachtungen nur Ärzte erwähnt. Jetzt wird der Medizinische Dienst der Krankenkassen dazu verpflichtet, Pflegefachkräfte bei der Begutachtung der Pflegebedürftigkeit einzubeziehen.

Pflegefachkräfte müssen bei der Begutachtung mit einbezogen werden

Hier stellt sich nun die Frage, ob die Bezeichnung »sozialmedizinisches Gutachten« eher in »sozialpflegerisches Gutachten« umbenannt werden sollte, wenn doch vorrangig die Pflegebedürftigkeit beurteilt wird.

1.3.1 Medizinischer Dienst der Krankenkassen

Der Medizinische Dienst der Krankenkassen (MDK) nimmt eine besondere Stellung ein. Der MDK wurde am 1. Januar 1989 mit Inkrafttreten des SGB V gegründet, als Rechtsnachfolger des früheren Vertrauensärztlichen Dienstes, Abteilung Krankenversicherung der jeweiligen Landesversicherungsanstalt.

1.3.1.1 Struktur des MDK

Gemäß SGB V § 278 wurde in jedem Bundesland eine von den Krankenkassen gemeinsam getragene Arbeitsgemeinschaft *»Medizinischer Dienst der Krankenversicherung«* eingerichtet. Die Arbeitsgemeinschaft ist nach Maßgabe des Artikels 73 Abs. 4 Satz 3 und 4 des Gesundheits-Reformgesetzes eine rechtsfähige Körperschaft des öffentlichen Rechts.

Gemäß § 279 SGB V Abs. 5 werden die Fachaufgaben des Medizinischen Dienstes von Ärzten und Angehörigen anderer Heilberufe wahrgenommen; der Medizinische Dienst hat vorrangig Gutachter beauftragt.

Seine Träger sind die Verbände der gesetzlichen Krankenkassen auf Länderebene.

Gemäß § 281 SGB V werden die zur Finanzierung des Medizinischen Dienstes erforderlichen Mittel von den Mitgliedern des Medizinischen Dienstes durch eine Umlage aufgebracht. Die Mittel sind im Verhältnis der Zahl der Mitglieder der einzelnen Krankenkassen im Land am 1. Oktober jeden Jahres aufzuteilen.

Pro Bundesland wurde ein Hauptsitz eingerichtet. So ist zum Beispiel Alzey Sitz der Hauptverwaltung von Rheinland-Pfalz. Dieser untergliedert sich in sechs Bezirksdienststellen und 17 Dienststellen.

1.3.1.2 Aufgaben des MDK

Im Einzelnen sind die Aufgaben des Medizinischen Dienstes in § 275ff. SGB V (Krankenversicherung) und nach SGB XI (Pflegeversicherung) gesetzlich geregelt. Zu den Aufgaben gehören u.a.:

- Begutachtung im Krankheitsfall und bei Pflegebedürftigkeit (Einzelfallbegutachtung);
- Beratung in Grundsatzfragen für Krankenkasse und Pflegekasse;
- Vorberatung mit gutachterlicher, sozialmedizinischer Stellungnahme;
- Beteiligung und Mitarbeit bei Rahmenverträgen und Bundesempfehlungen über die pflegerische Versorgung;
- Koordinierung auf Bundesebene;
- Beteiligung bei Erstellung der Richtlinien der Pflegekassen;
- Vorbereitung für Schiedsstellenverfahren;
- Durchführung der internen und externen Qualitätssicherung;
- Erstellung von Pflegestatistiken;
- Mitwirkung durch Mitgliedschaft im Landespflegeausschuss;
- Förderung und Unterstützung einer humanen Pflege und Betreuung und Hinwirken auf eine neue Kultur des Helfens und der mitmenschlichen Zuwendung (gemäß § 8 SGB XI in gemeinsamer Verantwortung).

2. Begriffsdefinitionen

Im Sinne einer Einführung in die Thematik werden nachstehend einige ausgewählte Definitionen aufgeführt.

2.1 Pflegeversicherung

»Pflegeversicherung, Sammelbegriff für Versicherungen zur finanziellen Vorsorge gegen das Risiko der Pflegebedürftigkeit, d.h. das ständige Angewiesensein eines Menschen auf die persönl. Hilfe anderer zur Bewältigung regelmäßiger alltägl. Verrichtungen.
Zu der bisher freiwillig-privaten Absicherung tritt ab 1. 1. 1995 eine gesetzliche Pflegeversicherung unter dem Dach der gesetzl. Krankenversicherung. Die Leistungen der gesetzl. P. umfassen die häusl. Pflege (ab 1. 4. 1995) und die stationäre P. (ab 1. 7. 1996). Leistungen der häusl. P. werden nach dem Grad der Pflegebedürftigkeit gestaffelt. Als Sachleistungen zur Pflege betragen sie monatlich für erheblich Pflegebedürftige bis zu 750 DM, für Schwerstpflegebedürftige bis zu 2800 DM (in Härtefällen bis zu 3300 DM). Das Pflegegeld als monatl. Geldleistung beträgt 400–1300 DM je nach Grad der Pflegebedürftigkeit. In der stationären Pflege werden Leistungen bis zu 2800 DM monatlich gezahlt (Härtefälle bis zu 3300 DM). Finanziert wird die P. durch einen von Arbeitgeber und Arbeitnehmer je zur Hälfte zu tragenden Beitragssatz von 1 % (ab 1. 1. 1995) bzw. 1,7 % (ab 1. 7. 1996) des Bruttoeinkommens. Zur Kostenentlastung der Arbeitgeber sollen die Bundesländer einen auf einen Werktag fallenden Feiertag streichen, andernfalls wird der volle Beitrag nur von den Arbeitnehmern erhoben (LexiROM, 1995).«

Pflegeversicherung: Vorsorge gegen das Risiko der Pflegebedürftigkeit

2.2 Gutachten

»Gutachten, allg.: die mdl. oder schriftl. Aussage eines Sachverständigen in einer sein Fachgebiet betreffenden Frage. In der Medizin bezieht sich das G. meist auf die Bewertung des Gesundheitszustandes im Hinblick auf Arbeitsfähigkeit, Entschädigungs- und Rentenansprüche, der Persönlichkeit, v.a. unter dem Aspekt der Zurechnungsfähigkeit (psycholog. oder psychatr. G.) als Grundlage der Strafbemessung, des Verwandtschaftsverhältnisses durch serolog. und erbbiolog. Prüfungen bei Vaterschaftsuntersuchungen sowie die Klärung von Verletzungs- und Todesursachen, bes. im Bereich der Rechtsmedizin.
G. werden i.d.R. von gesetzl. oder privaten Versicherungen und Versorgungsämtern sowie von Straf-, Zivil- oder Sozialgerichten angefordert. Die Verpflichtung des Arztes zur Abgabe eines G. besteht im Rahmen der Prozessordnung analog zu derjenigen einer Sachverständigen – oder Zeugenaussage mit den entsprechenden Rechten auf Verweigerung sowie unter Einengung durch die ärztl. Schweigepflicht; eine vertragl. Verpflichtung besteht gegenüber der Sozialversicherung, einer gesetzl. i.d.R. gegenüber der gesetzl. Unfallversicherung.
Im Prozessrecht ist ein G. 1) die begründete Darstellung von Erfahrungssätzen und die Ableitung von Schlußfolgerungen für die tatsächl. Beurteilung eines Geschehens oder Zustandes durch einen Sachverständigen im Rahmen des Sachverständigenbeweises, ausnahmsweise auch die Feststellung von Tatsachen, wenn dazu besondere Sachkunde erforderlich ist. Sie soll dem Gericht die fehlende Sachkunde ersetzen. Ein Sachverständigen-G. kann schriftlich oder mündlich erstattet werden

Gutachten: Aussage eines Sachverständigen

und unterliegt der freien Beweiswürdigung durch das Gericht; ggf. ist ein Zusatz – oder Ober-G. einzuholen. Ein nicht von Amts wegen, sondern von einer Partei in Auftrag gegebenes G. (Privat-G., bes. im Zivilprozess) kann nur als Urkunde gewürdigt oder der Gutachter als Zeuge vernommen werden. 2) Die Prüfung der Schlüssigkeit des Klagevorbringens und der Erheblichkeit der Einlassung des Beklagten durch das Gericht zur Ermittlung der beweiserheblichen und beweisbedürftigen Tatsachen sowie die Würdigung erhobener Beweise. Dieses gerichtsintere G. dient der Vorbereitung der Entscheidung. W. KURTH: Das G. Anleitung für Mediziner, Psychologen u. Juristen (1980); W. KLOCKE: Der Sachverständige u. seine Auftraggeber (^{2}1987) (Brockhaus Enzyklopädie, 1989, S. 298).«

2.3 Sachverständiger

Nach Meyers Lexikon wird ein Sachverständiger wie folgt definiert (Meyer: Enzyklopädisches Lexikon, 1977, S. 550):

Sachverständiger: Spezialist auf einem eng definierten Gebiet

»Sachverständiger, sachkundige Person, die dem Richter mit ihrer bes. Sachkunde bei der Wahrheitsfindung hilft. Ein ↑ Sachverständigenbeweis kann in allen Verfahrensarten erhoben werden (z.B. §§ 72 ff. StPO §§ 402ff. ZPO). Der Sachverständige teilt dem Gericht allgemeine Erfahrungsgrundsätze mit, stellt Tatsachen fest, die nur aufgrund bes. Sachkunde wahrgenommen, verstanden und beurteilt werden können, und zieht nach wissenschaftl. Regeln Schlußfolgerungen. Er ist im Unterschied zum Zeugen in der Regel austauschbar. Die Bestellung des Sachverständigen obliegt dem Richter. Der Sachverständige kann von den Parteien wegen Besorgnis der Befangenheit abgelehnt werden. Wer zur Erstattung von Gutachten der erforderten Art öffentlich bestellt ist, wer die Wissenschaft, Kunst oder das Gewerbe, deren Kenntnis Voraussetzung der Begutachtung ist, öffentlich ausübt, hat der Ernennung zum Sachverständigen Folge zu leisten. Er hat aber, ähnl. wie ein Zeuge, u.U. ein Gutachtenverweigerungsrecht. Der S. hat Anspruch auf Ersatz seiner Auslagen und auf Gebühren.

Im östr. und im schweiz. Recht gilt Entsprechendes.«

Bei der Ausübung ihrer Tätigkeit bedienen sich Sachverständige eines Praxishandbuches für das Sachverständigenrecht. Darin sind nachfolgende Erläuterungen von Bedeutung:

»Die technischen Abläufe, neuen technischen Entwicklungen sowie die wachsende Zahl von Rechtsvorschriften und technischen Normen sind heute für den Nichtspezialisten kaum bzw. überhaupt nicht mehr durchschaubar. Staat, Justiz, Wirtschaft und Verbraucher sind immer häufiger auf die Hilfe des unparteiischen Sachverständigen angewiesen. Er gibt ihnen Entscheidungshilfe durch die sachkundige Feststellung von Tatsachen, die fachliche Beurteilung von Sachverhalten, die Übermittlung von Erfahrungsgrundsätzen und die Erklärung von Geschehensabläufen. Er ist – rechtlich sehr unterschiedlich geregelt – in den verschiedensten Bereichen unseres Wirtschafts- und Gesellschaftslebens tätig (Heck, PraxisHdb. SachverständigenR § 1 RdNr. 4, 1996, S. 5).«

»Angesichts der vorerwähnten Vielschichtigkeit des Sachverständigenwesens überrascht es nicht, dass dieser für die Allgemeinheit so wichtiger Personenkreis im Gesetz keine einheitliche Definition gefunden hat. Der Gesetzgeber hat weder bestimmt, wer sich als Sachverständiger bezeichnen kann, noch die Rechtsverhältnisse dieses Personenkreises geregelt (Heck, PraxisHdb. SachverständigenR § 1 RdNr. 6, 1996, S. 5–6).«

»Der Sachverständige ist nach dem allgemeinen Sprachgebrauch ein Spezialist auf

einem eng definierten Sachgebiet, das in der Regel den Teilbereich eines Berufes bildet (BVerwG, GewArch 1973, 263). Schon deshalb sind der Rechtsanwalt, der Arzt, der Ingenieur oder der Wirtschaftsprüfer nicht automatisch auch Sachverständige, obwohl jeder dieser Berufe auch seine Spezialisierung darstellt. Der Sachverständige ist vielmehr erheblich stärker spezialisiert. Der Angehörige eines Berufes wird erst dann zum Sachverständigen, wenn er sich auf einem abgrenzbaren Gebiet seines Berufes besondere Detailkenntnisse verschafft hat (Heck, PraxisHdb. SachverständigenR § 1 RdNr. 7, 1996, S. 6).«

»Da die Sachverständigentätigkeit in der Regel einen erheblichen Einfluss auf Fremde – insbesondere Gerichts-Entscheidungen mit u.U. weitreichenden Folgen für den Betroffenen haben kann, werden in der Rechtsprechung und in den Sachverständigenordnungen von Körperschaften, die Sachverständige öffentlich bestellt, die Anforderungen an die Sachverständigen sehr hoch angesetzt.

Allgemeine Voraussetzungen für die Sachverständigentätigkeit sind:

- *überdurchschnittliche Fachkenntnisse in dem jeweiligen Betätigungsgebiet*
- *praktische Erfahrung und die Fähigkeit, Gutachten zu erstatten,*
- *Unparteilichkeit und Unabhängigkeit sowie*
- *ein Leben in geordneten wirtschaftlichen Verhältnissen (Heck, PraxisHdb. SachverständigenR § 1 RdNr. 8, 1996, S. 6).«*

»Zur Sachverständigeneigenschaft gehört – wie bereits erwähnt – insbesondere, dass die angeforderten Gutachten persönlich, unparteiisch, unabhängig, und unter Berücksichtigung objektiver Maßstäbe erstattet werden (Heck, PraxisHdb. SachverständigenR § 1 RdNr. 12, S. 7).«

2.4 Pflegebedürftigkeit

Eine fundierte Definition, nach neuesten pflegewissenschaftlichen Erkenntnissen erstellt, konnte für den Begriff der Pflegebedürftigkeit in der Literatur nicht gefunden werden.

Der Deutsche Berufsverband für Pflegeberufe hat vor der Verabschiedung und Einführung der Pflegeversicherung den Begriff Pflegebedürftigkeit definiert.

Der Begriff der Pflegebedürftigkeit wird nach dem Sozialgesetzbuch XI und dem Bundessozialhilfegesetz annähernd ähnlich definiert, wobei Unterschiede bei den Voraussetzungen für den Erhalt der gesetzlichen Leistungen im Vordergrund stehen.

In Anlehnung an die Gesetzgebung gehen Behrend und Böhme auf Pflegebedürftigkeit ein.

Festlegung nach dem Deutschen Berufsverband für Pflegeberufe (DBfK)

»Definition Pflegebedürftigkeit
Pflegebedürftigkeit
Pflegebedürftig sind Personen, die aufgrund gesundheitlicher Beeinträchtigungen so hilflos sind, dass sie für die individuell notwendigen Verrichtungen des täglichen Lebens für einen längeren Zeitraum in erheblichem Umfang der Beratung, Hilfe, Betreuung und Anleitung bedürfen.

Pflegebedürftigkeit Stufe I
Pflegebedürftig nach Stufe I sind Personen, deren Leistungsfähigkeit soweit gemindert ist, dass Hilfebedarf bei den individuell notwendigen Verrichtungen des Lebens besteht. Dieser Hilfebedarf erfordert einmal wöchentlich Beratung, pflegerische Hilfe, Betreuung oder Anleitung sowie hauswirtschaftliche Versorgung.

Pflegebedürftigkeit Stufe II
Pflegebedürftig nach Stufe II sind Personen, deren Leistungsfähigkeit soweit gemindert ist, dass täglicher Hilfebedarf bei

den individuell notwendigen Verrichtungen des täglichen Lebens besteht. Dieser Hilfebedarf erfordert täglich intensive pflegerische Hilfe, Betreuung, umfassende Anleitung und die Beratung von Laienhelfern bzw. Angehörigen sowie hauswirtschaftliche Versorgung.

Pflegebedürftigkeit Stufe III
Pflegebedürftig nach Stufe III sind Personen, deren Leistungsfähigkeit soweit gemindert ist, dass intensiver Hilfebedarf besteht. Dieser Hilfebedarf erfordert mehrmals täglich intensive pflegerische Hilfe, Betreuung, Unterstützung und die Beratung, Anleitung und Überwachung von Laienhelfern bzw. Angehörigen zu komplexen Pflegetätigkeiten, sowie hauswirtschaftliche Versorgung.

Pflegebedürftigkeit Stufe IV
Pflegebedürftig nach Stufe IV sind Personen, deren Leistungsfähigkeit soweit gemindert ist, dass der Pflegebedürftige der ständigen professionellen Pflegeüberwachung und hauswirtschaftlichen Versorgung bedarf (Deutscher Berufsverband für Pflegeberufe, 1992, S. 638).«

Festlegung nach dem Sozialgesetzbuch XI

»§ 14 Begriff der Pflegebedürftigkeit

(1) Pflegebedürftig im Sinne dieses Buches sind Personen, die wegen einer körperlichen, geistigen oder seelischen Krankheit oder Behinderung für die gewöhnlichen und regelmäßig wiederkehrenden Verrichtungen im Ablauf des täglichen Lebens auf Dauer, voraussichtlich für mindestens sechs Monate, in erheblichem oder höherem Maße (§ 15) der Hilfe bedürfen.

(2) Krankheiten oder Behinderungen im Sinne des Absatzes 1 sind:
1. Verluste, Lähmungen oder andere Funktionsstörungen am Stütz- und Bewegungsapparat,
2. Funktionsstörungen der inneren Organe oder der Sinnesorgane,
3. Störungen des Zentralnervensystems wie Antriebs-, Gedächtnis- oder Orientierungsstörungen sowie endogene Psychosen, Neurosen oder geistige Behinderungen.

(3) Die Hilfe im Sinne des Absatzes 1 besteht in der Unterstützung, in der teilweisen oder vollständigen Übernahme der Verrichtungen im Ablauf des täglichen Lebens oder in Beaufsichtigung oder Anleitung mit dem Ziel der eigenständigen Übernahme dieser Verrichtungen.

(4) Gewöhnliche und regelmäßig wiederkehrende Verrichtungen im Sinne des Absatzes 1 sind:
1. im Bereich der Körperpflege das Waschen, Duschen, Baden, die Zahnpflege, das Kämmen, Rasieren, die Darm- oder Blasenentleerung,
2. im Bereich der Ernährung das mundgerechte Zubereiten oder die Aufnahme der Nahrung,
3. im Bereich der Mobilität das selbstständige Aufstehen und Zu-Bett-Gehen, An- und Auskleiden, Gehen, Stehen, Treppensteigen oder das Verlassen und Wiederaufsuchen der Wohnung,
4. im Bereich der hauswirtschaftlichen Versorgung das Einkaufen, Kochen, Reinigen der Wohnung, Spülen, Wechseln und Waschen der Wäsche und Kleidung oder das Beheizen.

§ 15 Stufen der Pflegebedürftigkeit

(1) Für die Gewährung von Leistungen nach diesem Gesetz sind pflegebedürftige Personen (§ 14) einer der folgenden drei Pflegestufen zuzuordnen:
1. Pflegebedürftige der Pflegestufe I (erheblich Pflegebedürftige) sind Personen, die bei der Körperpflege, der Ernährung oder der Mobilität für wenigstens zwei Verrichtungen aus einem oder mehreren Bereichen mindestens einmal täglich der Hilfe bedürfen und zusätzlich mehrfach in der Woche

Hilfen bei der hauswirtschaftlichen Versorgung benötigen.
2. Pflegebedürftige der Pflegestufe II (Schwerpflegebedürftige) sind Personen, die bei der Körperpflege, der Ernährung oder der Mobilität mindestens dreimal täglich zu verschiedenen Tageszeiten der Hilfe bedürfen und zusätzlich mehrfach in der Woche Hilfen bei der hauswirtschaftlichen Versorgung benötigen.
3. Pflegebedürftige der Pflegestufe III (Schwerstpflegebedürftige) sind Personen, die bei der Körperpflege, der Ernährung oder der Mobilität täglich rund um die Uhr, auch nachts, der Hilfe bedürfen und zusätzlich mehrfach in der Woche Hilfen bei der hauswirtschaftlichen Versorgung benötigen.

Für die Gewährung von Leistungen nach § 43 a reicht die Feststellung, dass die Voraussetzungen der Pflegestufe I erfüllt sind.

(2) Bei Kindern ist für die Zuordnung der zusätzliche Hilfebedarf gegenüber einem gesunden gleichaltrigen Kind maßgebend.

(3) Der Zeitaufwand, den ein Familienangehöriger oder eine andere nicht als Pflegekraft ausgebildete Pflegeperson für die erforderlichen Leistungen der Grundpflege und hauswirtschaftlichen Versorgung benötigt, muß wöchentlich im Tagesdurchschnitt
1. in der Pflegestufe I mindestens 90 Minuten betragen; hierbei müssen auf die Grundpflege mehr als 45 Minuten entfallen,
2. in der Pflegestufe II mindestens drei Stunden betragen; hierbei müssen auf die Grundpflege mindestens zwei Stunden entfallen,
3. in der Pflegestufe III mindestens fünf Stunden betragen; hierbei müssen auf die Grundpflege mindestens vier Stunden entfallen (KKF-Verlag, 1996, S. 30–34).«

Festlegung nach dem Bundessozialhilfegesetz

»Unterabschnitt 10 – Hilfe zur Pflege – § 68 Bundessozialhilfegesetz (BSHG) seit 15. 06. 1996:

(1) Personen, die wegen einer körperlichen, geistigen oder seelischen Krankheit oder Behinderung für die gewöhnlichen und regelmäßig wiederkehrenden Verrichtungen im Ablauf des täglichen Lebens auf Dauer, voraussichtlich für mindestens sechs Monate, in erheblichem oder höherem Maße der Hilfe bedürfen, ist Hilfe zur Pflege zu gewähren. Hilfe zur Pflege ist auch Kranken und Behinderten zu gewähren, die voraussichtlich für weniger als sechs Monate der Pflege bedürfen oder einen geringeren Hilfebedarf als nach Satz 1 haben oder die der Hilfe für andere Verrichtungen als nach Absatz 5 bedürfen; für die Hilfe in einer Anstalt, einem Heim oder einer gleichartigen Einrichtung oder in einer Einrichtung zur teilstationären Betreuung gilt dies nur, wenn es nach der Besonderheit des Einzelfalles erforderlich ist, insbesondere ambulante oder teilstationäre Hilfen nicht zumutbar sind oder nicht ausreichen.

(2) Die Hilfe zur Pflege umfaßt häusliche Pflege, Hilfsmittel, teilstationäre Pflege, Kurzzeitpflege und vollstationäre Pflege. Der Inhalt der Hilfen nach Satz 1 bestimmt sich nach den Regelungen der Pflegeversicherung für die in § 28 Abs. 1 Nr. 1, 5 bis 8 des Elften Buches Sozialgesetzbuch aufgeführten Leistungen; § 28 Abs. 4 des Elften Buches Sozialgesetzbuch gilt entsprechend.

(3) Krankheiten oder Behinderungen im Sinne des Absatzes 1 sind:
1. Verluste, Lähmungen oder andere Funktionsstörungen am Stütz- und Bewegungsapparat,

2. Funktionsstörungen der inneren Organe oder der Sinnesorgane,
3. Störungen des Zentralnervensystems wie Antriebs-, Gedächtnis- oder Orientierungsstörungen sowie endogene Psychosen, Neurosen oder geistige Behinderungen,
4. andere Krankheiten oder Behinderungen, infolge derer Personen pflegebedürftig im Sinne des Absatzes 1 sind.

(4) Der Hilfebedarf des Absatzes 1 besteht in der Unterstützung, in der teilweisen oder vollständigen Übernahme der Verrichtungen im Ablauf des täglichen Lebens oder in Beaufsichtigung oder Anleitung mit dem Ziel der eigenständigen Übernahme dieser Verrichtungen.

(5) Gewöhnliche und regelmäßig wiederkehrende Verrichtungen im Sinne des Absatzes 1 sind:
1. im Bereich der Körperpflege das Waschen, Duschen, Baden, die Zahnpflege, das Kämmen, Rasieren, die Darm- und Blasenentleerung,
2. im Bereich der Ernährung das mundgerechte Zubereiten oder die Aufnahme der Nahrung,
3. im Bereich der Mobilität das selbstständige Aufstehen und Zu-Bett-Gehen, An- und Auskleiden, Gehen, Stehen, Treppensteigen oder das Verlassen und Wiederaufsuchen der Wohnung,
4. im Bereich der hauswirtschaftlichen Versorgung das Einkaufen, Kochen, Reinigen der Wohnung, Spülen, Wechseln und Waschen der Wäsche und Kleidung oder das Beheizen.

(6) Die Verordnung nach § 16 des Elften Buches Sozialgesetzbuch, die Richtlinien der Pflegekassen nach § 17 des Elften Buches Sozialgesetzbuch, die Verordnung nach § 30 des Elften Buches Sozialgesetzbuch, die Rahmenverträge und Bundesempfehlungen über die pflegerische Versorgung nach § 75 des Elften Buches Sozialgesetzbuch und die Vereinbarungen über die Qualitätssicherung nach § 80 des Elften Buches Sozialgesetzbuch finden zur näheren Bestimmung des Begriffs der Pflegebedürftigkeit, des Inhalts der Pflegeleistung, der Unterkunft und Verpflegung und zur Abgrenzung, Höhe und Anpassung der Pflegegelder nach § 69a entsprechende Anwendung (Kaspers/Quade, CD-ROM, 1998.3).«

Sozialrechtliche Erläuterungen

Christoph Behrend definiert Pflegebedürftigkeit in einem Beitrag zum Jahrbuch 1997 des Deutschen Zentrums für Altersfragen (DZA) wie folgt:

»Sozialrechtlich definiert handelt es sich bei Pflegebedürftigen um Personen, »die wegen einer körperlichen, geistigen oder seelischen Krankheit oder Behinderung für die gewöhnlichen und regelmäßig wiederkehrenden Verrichtungen im Ablauf des täglichen Lebens auf Dauer, voraussichtlich für mindestens 6 Monate, in erheblichem oder höherem Maß (§ 15) der Hilfe bedürfen« (§ 14 SGB XI).
Dabei muß der Hilfebedarf ursächlich auf Krankheit oder Behinderung zurückführbar sein, wobei auch ein abgeschlossener Krankheitsprozess, der nur noch pflegerischer Maßnahmen bedarf, die Pflegebedürftigkeit begründen kann. Für die Begutachtung des Vorliegens von Pflegebedürftigkeit kommt es allein auf den Hilfebedarf an. Die Art und die Schwere der Erkrankung und der Behinderung lassen noch keine Aussage darüber zu, ob und in welchem Ausmaß Pflegebedürftigkeit besteht (Behrend 1998, S. 57).«

Hans Böhme erläutert den sozialrechtlichen Aspekt in einem Artikel wie folgt:

»Der Begriff der Pflegebedürftigkeit
Der Begriff der Pflegebedürftigkeit ist in den Sozialleistungsgesetzen ziemlich de-

ckungsgleich formuliert und auch zu verstehen (3). In den verschiedenen Begriffen der Pflegebedürftigkeit zugrunde liegende gemeinsame Struktur ist die mangelnde Fähigkeit einer Person, für sich bestimmte gewöhnliche/existenzerhaltende Verrichtungen auszuüben (Defizit), wofür diese Person der Hilfe anderer bedarf (kompensierende Hilfe). In der Pflegeversicherung kommt ein drittes, kausales Element hinzu, nämlich in Folge Krankheit oder Behinderung. Klie (4) weist zurecht darauf hin, dass die Pflegebedürftigkeitsdefinition des Pflegeversicherungsgesetzes sich im wesentlichen an den alten Formulierungen des § 69 Bundessozialhilfegesetz (BSHG) orientiert, allerdings unter Einschluss auch hauswirtschaftlicher Bedarfe, wie dies ausdrücklich auch vom Bundessozialgericht hinsichtlich der §§ 53 ff. SGB V gesehen wurde (5).

Die Legaldefinition der Pflegebedürftigkeit in § 14 SGB XI enthält allerdings gegenüber den sonst in den anderen Sozialleistungsgesetzen herangezogenen Begriffen zusätzliche einschränkende Merkmale. Danach ist pflegebedürftig, wer wegen körperlicher, geistiger oder seelischer Krankheit oder Behinderung für die gewöhnlich und regelmäßig wiederkehrenden Verrichtungen des täglichen Lebens auf Dauer, voraussichtlich für mindestens 6 Monate, in erheblichem oder höherem Maße der Hilfe bedarf. Die Einschränkungen ergeben sich hinsichtlich der zu erwartenden Dauer und hinsichtlich des Grades. Zusätzlich hat der Gesetzgeber in § 15 SGB XI mit den drei Stufen erhebliche Pflegebedürftigkeit, Schwerpflegebedürftigkeit und Schwerstpflegebedürftigkeit eine zusätzliche Hürde aufgestellt. Dabei wird eine Kombinationsformel angewendet, in der je eine Anzahl bestimmter Verrichtungen mit der Häufigkeit von Pflegeanlässen verbunden werden. Die eigentliche Präzisierung ergibt sich sodann aus den Pflegebedürftigkeits-Richtlinien der Spitzenverbände der Pflegekassen vom 7. November 1994, auf die gesondert nochmals eingegangen wird (Böhme 1995, S. 38).«

Zusammenfassung

In diesem Abschnitt wurden die für die Thematik relevanten Begriffsdefinitionen aufgezeigt. Dabei wurde deutlich, dass überwiegend pflegewissenschaftliche Grundlagen zur Bestimmung der Pflegebedürftigkeit bisher fehlen. Der Grad der Pflegebedürftigkeit und die Auswirkungen von Behinderung und Krankheit auf den Pflegebedarf sind bislang nur zu einem geringen Teil (nach wissenschaftlicher Methode) nachgewiesen.

Pflegebedürftigkeit: pflegewissenschaftliche Grundlagen fehlen weitestgehend

Der Gesetzgeber hat aber das gesellschaftlich relevante Pflegefallrisiko in der Bundesrepublik Deutschland erkannt. Zum Schutze der Bevölkerung wurde ein entsprechendes Sozialversicherungssystem eingerichtet. Damit die Sozialleistungen in Anspruch genommen werden können, wurden Gesetze und Richtlinien erlassen, die Begriffsinhalte in Teile zerlegen und dadurch Merkmale für den Leistungsbezug beschreiben.

Für die Einschätzung und Beurteilung der Leistungsminderung eignet sich die Institution, der sozialmedizinische Dienst der Krankenkassen, weil die Sozialmedizin u.a. folgende Kriterien erfüllt (vgl.: 1.1):

- Das oberste Ziel: »Der Schutz der Bevölkerung« wird eingehalten;
- Die Erfahrungen im Bereich der Sozialversicherungen sind mehrjährig vorhanden;
- Die Erstellung und Erstattung von Gutachten ist eingeübt.

Der Gesetzgeber hat auch darauf geachtet, dass die entsprechenden Angehörigen der Berufsgruppe bei der sozialmedizinischen Begutachtung beteiligt und herangezogen werden (vgl.

Begutachtung: Herausforderung für die Pflegefachkräfte

1.3). Dies entspricht wiederum den Grundsätzen des Sachverständigenrechts (vgl. 2.3).

Eigentlich sollte die Begutachtung zur Feststellung der Pflegebedürftigkeit ausschließlich von der Berufsgruppe Pflege ausgeführt werden. Nach den Begutachtungsgrundsätzen sind Gutachten von einem Sachverständigen der Berufsangehörigen zu erstellen, der sich in seinem Beruf auf einem abgrenzbaren Gebiet seines Berufes besondere Detailkenntnisse erworben hat. Damit ist ein Berufsangehöriger mit überdurchschnittlichen Fachkenntnissen in dem jeweiligen Betätigungsgebiet sowie nachweislichen praktischen Erfahrungen gemeint.

Zum jetzigen Zeitpunkt sind jedoch in der Berufsgruppe Pflege noch zu wenig Personen, die nach wissenschaftlicher Methode in der Lage sind, Gutachten unter Berücksichtigung objektiver Maßstäbe zu erstellen bzw. zu erstatten.

Die Einführung der Pflegeversicherung und die Durchführung der entsprechenden Gutachten hätte (äußerst wahrscheinlich) eine momentane Überforderung der Berufsgruppe der Pflegeberufe dargestellt. Aber mit dem zunehmenden Erwerb von erforderlichen Kenntnissen kann die Berufsgruppe Pflege sich dieser Herausforderung stellen und diese Aufgaben übernehmen.

Der Gesetzgeber hat wahrscheinlich nur wegen den oben genannten Bedingungen die Ärzte und die Pflegefachkräfte gemeinsam beauftragt, um sozialpolitisches Handeln nachweisen zu können.

3. Allgemeine Grundsätze der Gutachtenerstellung

Nachstehend soll nun dargestellt werden, welche Grundsätze bei einer Gutachtenerstellung beachtet werden müssen, damit ein allgemein anerkanntes sowie sach- und fachkundiges Gutachten erstellt werden kann. Diese Grundsätze haben für alle Gutachtenerstattungen in allen Berufen Gültigkeit, zum Beispiel für Baugutachten, Kraftfahrzeuggutachten oder Gutachten im Rahmen der Sozialversicherungen.
Bestimmte inhaltliche Anforderungen an den Aufbau und die Gestaltung eines Gutachtens werden in der Literatur beschrieben (vgl. Rudolph, in Praxis Hdb. SachverständigenR., §§ 28–29, 1996, S. 477–497).
Bei der Erstellung eines Gutachtens wird zwischen dem freien wissenschaftlichen und dem Formulargutachten unterschieden. Im Rahmen der Pflegeversicherung kommen beide Formen zur Anwendung. Bei der Untersuchung durch den MDK wird zunächst ein Formulargutachten erstellt, dessen Gliederung durch den Erlass von »Richtlinien der Spitzenverbände der Pflegekasse zur Begutachtung von Pflegebedürftigkeit nach dem XI. Buch des Sozialgesetzbuches« erläutert wird. Das freie wissenschaftliche Gutachten findet häufig Anwendung im Widerspruchsverfahren oder wenn innerhalb eines Sozialgerichtsverfahrens ein Gutachten angefordert wird.

3.1 Formale Anforderungen

Im Gutachten hat sich der Gutachter auf seinen konkreten Auftrag zu beziehen. Nur wenn wichtige Gesichtspunkte im Interesse aller Beteiligten zu beachten sind, kann der Gutachter dies außerhalb seines Auftrages im Gutachten vermerken. Eine übersichtliche Gliederung dient dem Verständnis des Auftraggebers und anderer Personen und zeigt gleichzeitig den zeitlichen Ablauf der Gutachtertätigkeit auf. Die Auftragsannahme mit Angaben über den Absender des Gutachtens, Datum, Empfängeranschrift, Gutachtenüberschrift, Auftraggeber und Aktenzeichen des Klienten werden erfasst. Die Beschreibung des Auftrages mit Begutachtungsanlass und der konkreten Fragestellung ist die Arbeitsgrundlage des Gutachters. Im Sachverhalt werden schon verfügbare Informationsquellen, Ergebnisse von Vorgutachten aufgenommen und bewertet. Danach werden die eigene Untersuchungssituation, Untersuchungsmethode, Untersuchungsergebnisse und deren Bewertung aufgezeigt. Nach den Schlussfolgerungen und der Zusammenfassung der Ergebnisse mit der Beantwortung der vom Auftraggeber gestellten Fragen, wird die Zahl der Ausfertigungen nach den Wünschen des Auftraggebers angefertigt.

Gutachten: klare Gliederung, verständliche Sprache, klare Aussagen

Der Sachverständige soll in seinem Gutachten eine auch für Nichtfachleute verständliche Sprache wählen, da die Gutachten meistens ressortübergreifend zur Verständigung dienen. Globale Einschätzungen und Bewertungen sowie emotionale Überschwänge schaden der Überzeugungskraft des Sachverständigengutachtens. Ausdrücke wie »abwegig, offensichtlich, zweifellos« und ähnlich starke Worte ersetzen die notwendigen Argumente nicht. Der Sachverständige konzentriert sich auf den speziell vorliegenden Fall und trifft Feststellungen im Rahmen seiner fachlichen Kompetenzen, die er keinesfalls überschreiten darf. Dies gilt auch für Übergriffe in die Rechtsprechung. Der Sachverständige hat in seinem Gutachten lediglich Tatsachen zu beurteilen, jedoch keine Rechtsgutachten zu erstellen. Gleichzeitig muss er sich aber bewusst sein, welche rechtlichen Gesichtspunkte seinem Gutachten zugrunde liegen. Der Sachverständige trifft klare Aussagen für richtig Erkanntes, auch wenn es für einen oder mehrere Beteiligte nachteilige Folgen haben kann. Kraft seines Auftrages übernimmt er mit seiner Unterschrift die Verantwortung für das erstellte Gutachten.

3.2 Inhaltliche Anforderungen

Als oberstes Gebot gilt für den Gutachter, dass er klare und präzise Antworten auf die gestellten Fragen findet, die auch dem Nichtfachmann und Nichtjuristen verständlich zu machen sind. Dazu ist eine nachvollziehbare, auch für den Fachmann nachprüfbare, richtig begründete und für den Laien verständliche Darstellung der Antworten notwendig.

Der Gutachter hat unvermeidbare Ungenauigkeiten oder Scheingenauigkeiten zu vermeiden. Der Sachverständige soll ungenügend abgesicherte Untersuchungsergebnisse und Schlussfolgerungen nicht als eindeutig und sicher darstellen oder bloße Vermutungen aussprechen. Wahrscheinlichkeitsangaben sind einerseits eine Offenlegung der mangelnden Gewissheit und grenzen andererseits Unsicherheiten ein.

Gutachten: unabhängig, unparteiisch, weisungsfrei

Rudolph *(Rudolph in Praxis Hdb. SachverständigenR, § 28 RdNr. 7, 1996, S. 479)* unterscheidet Wahrscheinlichkeitsgrade in folgenden Abstufungen:

- »äußerst wahrscheinlich (höchstgradige Wahrscheinlichkeit);
- sehr wahrscheinlich (stark überwiegende Wahrscheinlichkeit);
- wahrscheinlich (überwiegende Wahrscheinlichkeit);
- eher wahrscheinlich (leicht überwiegende Wahrscheinlichkeit);
- ebenso wahrscheinlich wie unwahrscheinlich (Wahrscheinlichkeit und Unwahrscheinlichkeit halten sich die Waage);
- eher unwahrscheinlich (leicht überwiegende Unwahrscheinlichkeit);
- unwahrscheinlich (überwiegende Unwahrscheinlichkeit);
- sehr unwahrscheinlich (stark überwiegende Unwahrscheinlichkeit);
- äußerst unwahrscheinlich (höchstgradige Unwahrscheinlichkeit).«

Bei der Kennzeichnung von Wahrscheinlichkeitswerten findet man in der Rechtsprechung auch den Ausdruck »an Sicherheit grenzende Wahrscheinlichkeit« (im höchstem Maße wahrscheinlich), ohne jedoch eine hundertprozentige Sicherheit zu bestätigen. Der Sachverständige sollte Wahrscheinlichkeitsangaben, wann immer möglich, in Bruchteilen, Prozentsätzen oder Prozentrahmen angeben. Besondere Sorgfalt ist notwendig, wenn sich Wahrscheinlichkeitsgrade auf die Feststellung komplexer Tatsachen beziehen.

3.3 Objektivitätsgebot

Das Objektivitätsgebot gilt für alle Sachverständigen. Es bedeutet Unparteilichkeit und die Erstellung von Gutachten nach bestem Wissen und Gewissen. Es dürfen keine Weisungen entgegengenommen werden, die eine Feststellung oder ein Ergebnis eines Gutachtens verändert darstellen könnten. Für die öffentlich bestellten und vereidigten Sachverständigen stellt dieses Gebot der unabhängigen, unparteiischen und weisungsfreien Aufgabenerfüllung die erste Stelle im Pflichtkatalog der Industrie- und Handwerkskammern dar. Dazu gehört auch die Vermeidung des Anscheines der Voreingenommenheit sowie unnötiger Werturteile. So geht es beispielsweise bei einem unfachmännischen Handeln nicht um den Handelnden, sondern um die Einhaltung der fachgerechten Ausführung.

3.4 Sorgfalt und Verlässlichkeit

Der Sachverständige hat gewissenhaft, fachmännisch und sorgfältig sachkundige Schlussfolgerungen zu ziehen. Insbesondere bei Nicht-eindeutig-gesicherten Untersuchungsergebnissen wird eine kritische Auswertung erfolgen. Seine Schlussfolgerungen müssen für den Nichtfachmann zuverlässig und plausibel dargestellt werden. Insbesondere auch dann, wenn vom üblichen Schema abgewichen wird, weil sich dies aus der Besonderheit des Auftrages ergibt. Gerade wenn es sich um eine umstrittene Fachmeinung handelt, muss sich der Sachverständige in seinem Gutachten damit auseinandersetzen und dies transparent machen sowie die Bedeutung für den konkreten Fall herausstellen. Zieht der Gutachter Dritte zur Erstellung des Gutachtens heran oder hat er nicht unmittelbar einzelne Untersuchungshandlungen selbst vorgenommen, so ist dies im Gutachten offenzulegen. Gleichzeitig dürfen Anhaltspunkte für Fehlerquellen oder Schwachstellen sowie Unsicherheitsfaktoren unter keinen Umständen unterdrückt werden. Der Sachverständige muss sich auch im Gutachten mit Einwänden von Beteiligten auseinandersetzen und diese fachlich darlegen. Folgt er den Einwänden der Beteiligten nicht, so könnte man daraus schließen, dass er sich als Gutachter darüber hinwegsetzt. Dagegen kann er mit der Auseinandersetzung die Überzeugungskraft seines Gutachtens nur stärken, wenn er die Einwände sach- und fachgerecht aufzeigt.

In seinen Schlussfolgerungen wird der Sachverständige in seinem Gutachten präzise Antworten auf die an ihn gestellten Fragen zielstrebig, eindeutig und ursachenzusammenhängend geben. Gleichzeitig wird er unklärbare Fragen, Schwachstellen und Fehlerquellen sowie Einwände Beteiligter strikt sachlich aufzeigen. Sollten sich unterschiedliche Fachmeinungen auf das Ergebnis des Gutachtens auswirken, so hat der Sachverständige sie sachlich und unvoreingenommen zu beleuchten.

Schlussfolgerungen: präzise und nachvollziehbar

3.5 Zusammenfassung, Schlussformel, Unterschrift

In der Zusammenfassung soll der Sachverständige methodische Gesichtspunkte, Untersuchungsergebnisse sowie die Schlussfolgerungen in ihren wesentlichen Bestandteilen herausfiltern, um eine schnelle Orientierung für den Auftraggeber sowie andere Beteiligte zu ermöglichen. Durch seine eigenhändige Unterschrift und eine schlichte Versicherung, dass das Gutachten unparteiisch und nach bestem Wissen und Gewissen erstattet worden ist, macht der Sachverständige deutlich, dass er sich seiner persönlichen Verantwortung und seiner Pflichten bewusst ist.

3.6 Andere Formen der Gutachtenerstattung

Ergänzend sei hier bemerkt, dass noch andere Formen der Gutachtenerstattung eines Sachverständigengutachtens möglich sind. Beispielsweise greift man bei unkomplizierten Alltagsfällen auf das mündliche Gutachten zurück, wenn Eil- oder Notfälle durch einen Sachverständigen geklärt werden müssen.

Im Strafprozess kommt es u.a. vor, dass mündliche Erläuterungen eines schrift-

lichen Gutachtens notwendig sind, z.B. bei Widersprüchlichkeiten oder Unklarheiten.
Im Strafverfahren sowie im Zivilprozessverfahren kann es unter Umständen notwendig sein, dass schriftlich vorbereitete mündliche Gutachten abgegeben werden.
Bei vorliegenden divergierenden Gutachten kommt es immer wieder vor, dass ein weiterer Sachverständiger in einem Gerichtsverfahren hinzugezogen wird, damit dem Richter eine breitere Entscheidungsgrundlage vorliegt. Der weitere Sachverständige, der sogenannte Obergutachter, kann mit dem Auftrag zur Prüfung der Sachkunde des Erstgutachters oder zur Plausibilitätskontrolle des Erstgutachtens oder bei besonders schwierigen Fragen herangezogen werden.

Zusammenfassung

In diesem Abschnitt wurde deutlich, dass bei der Gutachtenerstattung für alle Berufsgruppen bestimmte Voraussetzungen gegeben sind. Der Sachverständige hat bestimmte formale, inhaltliche Anforderungen einzuhalten. Außerdem muss er sein Gutachten fachmännisch, sorgfältig, gewissenhaft und unabhängig erstellen.

Im nächsten Abschnitt sollen die speziellen Anforderungen an das Formulargutachten der Pflegeversicherung erklärt werden.

4. Das spezielle Formulargutachten – zur Feststellung der Pflegebedürftigkeit gemäß SGB XI

In § 18 des Pflegeversicherungsgesetzes hat der Gesetzgeber das Verfahren zur Feststellung der Pflegebedürftigkeit festgelegt. In Absatz 1 wird ausdrücklich angeordnet, dass die Pflegekasse vor der Entscheidung über das Vorliegen von Pflegebedürftigkeit eine Prüfung[1] der Voraussetzungen durch den Medizinischen Dienst durchzuführen hat. Das Ergebnis der Prüfung durch den MDK wird der Pflegekasse mitgeteilt und eine Empfehlung zur Eingruppierung in die entsprechende Pflegestufe ausgesprochen. Dieser Empfehlung kann die Pflegekasse folgen, was aber nicht zwingend ist[2].

Weiter hat der Gesetzgeber im Pflegeversicherungsgesetz in § 17 festgelegt, dass die Spitzenverbände der Pflegekassen unter Beteiligung des Medizinischen Dienstes der Spitzenverbände der Krankenkassen sowie der Beteiligung der Kassenärztlichen Bundesvereinigung, der Bundesverbände der Pflegeberufe, der Bundesarbeitsgemeinschaft der überörtlichen Träger der Sozialhilfe und anderer, Richtlinien zur näheren Abgrenzung der im § 14 genannten Merkmale der Pflegebedürftigkeit zu erarbeiten haben, damit eine bundesweit einheitliche Beurteilung erreicht wird. Die ersten Pflegebedürftigkeitsrichtlinien vom 7. November 1995 »Richtlinien der Spitzenverbände der Pflegekassen über die Abgrenzung der Merkmale der Pflegebedürftigkeit und der Pflegestufen sowie zum Verfahren der Feststellung der Pflegebedürftigkeit« wurden überarbeitet. Mit dem Ziel, in der Begutachtungspraxis gewonnene Erfahrungen einzubeziehen und damit eine stärkere Präzisierung einzelner Begutachtungskriterien zu erreichen. Die neuen BRi (Begutachtungsrichtlinien) »Richtlinien der Spitzenverbände der Pflegekassen zur Begutachtung von Pflegebedürftigkeit nach dem XI. Buch des Sozialgesetzbuches – BRi« lösen die vorangegangenen Begutachtungsinstrumentarien[3] ab. Die neuen Begutachtungsrichtlinien vom 21. März 1997 wurden mit Wirkung vom 1. Juni 1997 in Kraft gesetzt. Die zweite Fassung enthält erstmals Orientierungswerte zur Pflegezeitbemessung[4] für die in § 14 SGB XI genannten Verrichtungen der Grundpflege, die befristet bis zum 31. Dezember 1999 genehmigt wurden.

Richtlinien sorgen für eine bundesweit einheitliche Beurteilung

Dem Gutachten wird eine Anlage zum Gutachten zur Feststellung der Pflegebedürftigkeit gemäß SGB XI zugefügt, wobei der Gutachter in dieser Liste konkret beschreiben muss, wieviel Zeitaufwand täglich, wöchentlich und pro Tag bei welcher Katalogverrichtung[5] des SGB XI benötigt wird. Die Begutachtungsanleitung vom 1. März 1996 wird jetzt »Erläuterung zum Gutachten zur Feststellung der Pflegebedürftigkeit gemäß SGB XI« genannt (vgl. Richtlinien der Spitzenverbände der Pflegekassen zur Begutachtung von Pflegebedürftigkeit nach dem XI. Buch des Sozialgesetzbuches, 1997).

Anlage führt konkreten Zeitbedarf aus

In der folgenden Gliederung eines Formulargutachtens (in Anlehnung eines Formulargutachtens für vollstationäre Pflegeeinrichtungen) werden die Anforderungen der Unterpunkte nur kurz erklärt. Die vollständige Darstellung ist aus der Begutachtungsanleitung Pflegebedürftigkeit SGB XI zu entnehmen (vgl. Richtlinien der Spit-

zenverbände der Pflegekassen zur Begutachtung von Pflegebedürftigkeit nach dem XI. Buch des Sozialgesetzbuches 1997, S. 16–66).
Im Gutachten zur Feststellung der Pflegebedürftigkeit gemäß SGB XI werden zunächst formale Angaben gemacht. Auf der ersten Seite wird der Auftraggeber, der Versicherte und der Untersuchungsort sowie Untersuchungszeitpunkt benannt. Die derzeitige Pflegestufe wird dokumentiert. Der Auftrag des Gutachtens sowie die Unterscheidung zwischen Erstgutachten, Wiederholungsgutachten oder Widerspruchsgutachten wird dokumentiert. Danach wird die Versorgungssituation und die pflegebegründete Vorgeschichte aufgenommen.

4.1 Derzeitige Versorgung/ Betreuung

Die aktuelle Pflegesituation aus der Sicht des Antragstellers und der Pflegeperson bzw. der Pflegefachkraft ist hier aufzunehmen.

4.1.1 Ärztliche Betreuung

Die ärztliche/fachärztliche Betreuung ist im Gutachten anzugeben und zu prüfen. Anzugeben ist, ob der Antragsteller den Arzt selbst aufsucht.
Es sind auch die aktuelle medikamentöse Therapie (ggf. Dosierung) und Besonderheiten der Verabreichung zu erfragen.

4.1.2 Heilmittelversorgung/ Häusliche Krankenpflege

Die Heilmittelversorgung ist zu erfragen; Art, Frequenz und Dauer sind anzugeben. Unter »Sonstiges« können weitere Ergänzungen vorgenommen werden.

4.1.3 Versorgung mit Hilfsmitteln/ technischen Hilfen/ Verbrauchsgütern

Alle vorhandenen Pflege-/Hilfsmittel einschließlich der Verbrauchsgüter und der technischen Hilfen sollen erfragt und angegeben werden. Es ist anzugeben, ob der Antragsteller die Pflege-/ Hilfsmittel auch benutzt und ob durch Pflege-/Hilfsmittel Defizite bei Verrichtungen voll kompensiert werden.
»Voll kompensiert« bedeutet hier, dass das Pflege-/Hilfsmittel den Antragsteller in die Lage versetzt, einzelne – im Gesetz definierte – tägliche Verrichtungen selbständig auszuführen.

4.1.4 Umfang der pflegerischen Versorgung

Es ist hier zu erfragen, inwieweit Pflegepersonen oder Pflegeinstitutionen die Pflege durchführen. Der Umfang ist zu dokumentieren.
Je nach Gegebenheit sind tägliche, wöchentliche, fallweise Pflege oder eine Rund-um-die-Uhr-Betreuung anzugeben.
Fallweise kann Pflegebedürftigkeit vorliegen bei in Schüben auftretenden Erkrankungen und den daraus resultierenden Schwankungen bei der selbstständigen Ausführung der Verrichtungen durch den Pflegebedürftigen.
Eine Versorgung »rund um die Uhr« liegt vor, wenn nicht nur am Tage, sondern auch regelmäßig zu unvorhersehbaren Zeiten in der Nacht (22.00–06.00 Uhr) Hilfeleistungen erforderlich sind.
Der Gutachter hat die hier vom Antragsteller bzw. der Pflegeperson geltend gemachten Pflegezeiten zu überprüfen und unter Pkt. 4.6 des Gutachtens ausgehend vom festgestellten Hilfebedarf, eine eigenständige Bewertung des wöchentlichen Pflegeaufwands vorzunehmen.

4.1.5 Pflegerelevante Aspekte der Betreuungssituation

Hier ist anzugeben, ob der Antragsteller allein lebt oder in Wohngemeinschaft mit der Pflegeperson, oder ob eine Betreuung in tagesstrukturierenden Einrichtungen erfolgt.

4.1.6 Pflegerelevante Aspekte der Wohnsituation

Die spezielle Wohnsituation kann sich ungünstig auf die Pflegebedingungen auswirken. Erschwernisse sind zu beschreiben.

4.2 Pflegebegründende Vorgeschichte

Der Gutachter soll hier im Überblick Beginn und Verlauf der Krankheiten/ Behinderungen schildern, die ursächlich für die bestehende Hilfebedürftigkeit sind.

4.3 Würdigung vorliegender Fremdbefunde

Die vorliegenden Befundberichte sind zu prüfen und zu werten.

4.4 Erhobene pflegebegründende Befunde

Die Angaben des Antragstellers zum Hilfebedarf und die Vorgeschichte geben Hinweise zum notwendigen Untersuchungsumfang. Vorliegende Befundberichte sind zu berücksichtigen. Der Gutachter muss sich über Funktionseinschränkungen und Fähigkeiten des Antragstellers jedoch selbst ein Bild machen. Diesem Zweck dient die körperliche Untersuchung.

4.4.1 Allgemeinbefund

Es hat eine Einschätzung des Allgemeinzustandes und der Leistungsfähigkeit zu erfolgen. Diese Angaben sind zur Beurteilung der Erfolgsaussichten von Rehabilitationsmaßnahmen unerlässlich.
Es ist anzugeben, ob der Allgemeinzustand als gut, mäßig oder deutlich reduziert anzusehen ist.
Diese drei Kategorien werden wie folgt definiert:

Gut: *Altersentsprechender Allgemeinzustand ohne Einschränkung des Ernährungs- und Kräftezustandes.*

Mäßig: *Einschränkungen mit evtl. Auswirkungen auf den erforderlichen Hilfebedarf (Verrichtungen können z.B. nur verlangsamt durchgeführt werden).*

Deutlich reduziert: *Stark herabgesetzte Belastbarkeit, klar erkennbare Auswirkungen auf den erforderlichen Hilfebedarf. Hilfen sind in der Regel aufgrund fehlender Kräfte erforderlich.*

4.4.2 Funktionelle Einschränkungen

Die beim Hausbesuch klinisch feststellbaren funktionellen Einschränkungen oder Schädigungen in den einzelnen Organsystemen sind präzise nach ihrer Lokalisation und dem Grad ihrer Ausprägung zu beschreiben.
Die zusätzliche Einteilung von Schweregraden durch Arzt oder Pflegefachkraft erfordert eine globale Einschätzung der Einschränkungen bei den jeweiligen Organsystemen auf der Grundlage der dokumentierten Befunde. Bei Vorliegen mehrerer Schädigungen unterschiedlichen Schweregrades innerhalb eines Organsystems ist entsprechend der Schädigung mit dem höchsten pflegerelevanten Schweregrad zu dokumentieren.
Einschränkungen sind je nach Schweregrad wie folgt definiert:

Keine: *Eine erkennbare Einschränkung der Funktion des Organsystems liegt nicht vor.*

Mäßig: *Minderung der Funktion mit erkennbaren Einschränkungen der Leistungen oder Verrichtungen.*
Schwer: *Gravierend herabgesetzte Funktion mit erheblichen Einschränkungen der Leistungen oder Verrichtungen.*

Funktionsausfall: *Weitestgehende oder völlig aufgehobene Fähigkeit oder völlige Einschränkung von Leistungen oder Verrichtungen innerhalb des Organsystems.*

4.4.2.1 Stütz- und Bewegungsapparat

Unabhängig von ihrer Ätiologie sind hier alle pflegerelevanten Funktionseinschränkungen und der Grad der Einschränkungen zu beschreiben. Hinweise auf die Ursache der Funktionseinschränkungen sind anzugeben.

4.4.2.2 Innere Organe

Anzugeben sind Funktionseinschränkungen der Atmungsorgane, der Luftwege, des Kreislauf- und Gefäßsystems, der Verdauungsorgane sowie der Nieren und ableitenden Harnwege, soweit diese Auswirkungen auf den Hilfebedarf bzw. die Rehabilitationsmöglichkeiten haben. Die Lokalisation und Intensität der Befunde sind zu beschreiben. Hautveränderungen, insbesondere bei Dekubitus, sind mit der Ausprägung der Befunde (Größe und Lage) anzugeben.

4.4.2.3 Sinnesorgane

Pflegerelevante Erkrankungen der Sinnesorgane sind zu dokumentieren. Auf vorliegende fachärztliche Befunde soll hingewiesen und der Umfang der Einschränkungen dokumentiert werden. Gerade auch Defizite im Bereich der Sinnesorgane beeinflussen den Hilfebedarf häufig erheblich. Einschränkungen des Sprechvermögens und des Sprachverständnisses sind zu beschreiben.

4.4.2.4 ZNS und Psyche

Hier sollen funktionelle Einschränkungen aufgrund von Erkrankungen des ZNS und der Psyche aufgeführt werden, soweit sie nicht schon unter 4.2.1 (Stütz- und Bewegungsapparat) beschrieben wurden.

4.4.2.5 Pflegebegründende Diagnose/-n

Die ein oder zwei Hauptdiagnosen, die im wesentlichen die Pflegebedürftigkeit begründen, sind anzugeben und nach ICD-9 zu verschlüsseln. Die für die Funktionsdefizite ursächlichen Diagnosen sollten in der Reihenfolge ihrer Wertigkeit angegeben werden.

4.4.3 Fähigkeiten in Bezug auf die Aktivitäten des täglichen Lebens

Die Beurteilung der Fähigkeiten des Antragstellers in Bezug auf die Aktivitäten des täglichen Lebens bildet eine wesentliche analytische Grundlage insbesondere zur Ableitung notwendiger Rehabilitationsmaßnahmen und des individuellen Pflegeplans (siehe Pkt. 4.7). Sie stützt damit auch eine umfassende ganzheitliche Sichtweise und Ableitung möglicher realistischer pflegerischer und rehabilitativer Interventionspotentiale im Rahmen der Begutachtung. Die Ermittlung des Rehabilitations- und Pflegebedarfs auf der Grundlage der Aktivitäten des täglichen Lebens orientiert sich im jeweiligen Einzelfall an den Fähigkeiten und Einschränkungen, nicht jedoch am klinischen Krankheitsbild. Der Grad der Selbstständigkeit ist nicht nur entscheidend für den aktuellen Pflegeplan, sondern auch für rehabilitative und pflegerische Interventionen, um die Fähigkeiten zu erhalten, zu reaktivieren bzw. wiederzuerlangen. Es ist daher auch sinnvoll, die einzelnen Punkte der ATL unter den Aspekten zu werten:

Wieviel Selbständigkeit besitzt der Antragsteller in Bezug auf die einzelnen Fähigkeiten?
Wie sind die Einschränkungen der Fähigkeiten und die Auswirkungen auf die psychosoziale Gesamtsituation des Antragstellers zu erkennen?
Die Beurteilung dieser Fähigkeiten dient nicht der Einstufung in die Pflegestufen. Diese ist auf der Grundlage der Bewertung des Hilfebedarfs bei den gesetzlich vorgeschriebenen Verrichtungen vorzunehmen (siehe Pkt. 4.5).
Die Fähigkeiten des Antragstellers sind in jedem Bereich der Aktivitäten des täglichen Lebens (Pkt. 4.3.1 bis 4.3.11) nach den Abstufungen – selbstständig, – bedingt selbstständig, – teilweise unselbstständig oder – unselbstständig einzuschätzen.
Dabei bedeutet

– ***selbstständig:*** *Fähigkeit zur selbstständigen Versorgung/Durchführung von Verrichtungen in diesem ATL-Bereich; keine Hilfsperson und keine Hilfsmittel erforderlich.*

– ***bedingt selbstständig:*** *Fähigkeit zur selbstständigen bzw. unabhängigen Versorgung mit einer oder mehreren Einschränkungen in diesem ATL-Bereich; Hilfsmittel/-vorrichtungen sind vorhanden und werden genutzt; der Patient benötigt ggf. mehr Zeit als üblich für die Verrichtungen, bewältigt sie aber mit Mühe; ggf. bestehen Sicherheitsbedenken im Zusammenhang mit einzelnen Verrichtungen; in der Regel ist eine Hilfsperson nicht erforderlich.*

– ***teilweise unselbstständig:*** *Fähigkeit zur selbstständigen Versorgung/Verrichtung ist eingeschränkt; Einzelverrichtungen werden unvollständig ausgeführt; eine Hilfsperson ist zur Anleitung bei der Vorbereitung und Durchführung von Verrichtungen bzw. zu ihrer zeit-/teilweisen Übernahme erforderlich.*

– ***unselbstständig:*** *Fähigkeit zur selbstständigen Versorgung/Verrichtung ist nicht vorhanden; Hilfestellung durch Hilfsperson in allen Phasen der Versorgung/Verrichtung erforderlich.*

4.4.3.1 Vitale Funktionen aufrecht erhalten

Unter vitalen Funktionen sind in diesem Zusammenhang die Atmung, die Kreislauf- und Wärmeregulation zu verstehen.

4.4.3.2 Sich situativ anpassen können

Diese Aktivität des täglichen Lebens beinhaltet z.B. die Fähigkeit, auf äußere Bedingungen und deren Veränderung adäquat reagieren zu können; sich den klimatischen Erfordernissen entsprechend kleiden zu können; sich in gegebenen Situationen adäquat verhalten zu können, z.B. auch die Fähigkeit, Wünsche zu äußern und Hilfe einzuholen.

4.4.3.3 Für Sicherheit sorgen

Hierzu ist die Fähigkeit zu rechnen, Risiken für die Integrität des eigenen Körpers und anderer Personen zu vermeiden, z.B. durch intakte Orientierungs- und Entscheidungsfähigkeit.

4.4.3.4 Sich bewegen können

Hierzu gehört die Fähigkeit, sich selbstständig und zweckgerichtet bewegen und fortbewegen zu können. Das beinhaltet, dass der Versicherte sich bewegen kann durch Drehen im Bett, Gehen in der Wohnung oder auf der Straße, auch inwieweit Bewegungen z.B. zur Kommunikation (z.B. Handbewegungen, Kopfdrehung, Gesten usw.) möglich sind.

4.4.3.5 Sich sauber halten und kleiden können

Hierzu gehört die somatische und mentale Fähigkeit, sich sauber halten und kleiden zu können.

4.4.3.6 Essen und trinken können

Hierzu gehört die somatische und mentale Fähigkeit, essen und trinken zu können. Dieser Lebensaktivität nicht in vollem Umfang entsprechen zu können, hat nicht nur Auswirkungen auf den Körper (z.B. Gewichtsabnahme, Elektrolytstörungen, Hypo- oder Hyperglykämie), sondern damit verbunden ist der Verlust einer Tagesstrukturierung (Frühstück, Mittagessen, Kaffeetrinken, Abendessen) und die Abhängigkeit von anderen Menschen, die dann Verrichtungen wie Einkaufen, Nahrungszubereitung und eventuell Hilfe beim Essen übernehmen müssen.

4.4.3.7 Ausscheiden können

Hierzu gehört die somatische und mentale Fähigkeit, die Ausscheidung kontrollieren und realisieren zu können.
Es ist wichtig zu prüfen, ob z.B. ein Kontinenztraining für den Versicherten (Pflegebedürftigen) möglich ist, um bei dieser Aktivität die Selbstständigkeit soweit wie möglich zu fördern.

4.4.3.8 Sich beschäftigen können

Hierzu gehört die Fähigkeit, seine Zeit sinnvoll einzuteilen und sich entsprechend zu beschäftigen. Die Fähigkeit zur selbstständigen Strukturierung des Tages ist in hohem Maße geprägt durch Erlebnisse und Gewohnheiten in »gesunden Zeiten« und hat einen engen Bezug zu allen ATL.

4.4.3.9 Kommunizieren können

Hierzu gehört die Fähigkeit, Botschaften zu erzeugen und auszusenden sowie diese zu empfangen und zu verstehen. Die Fähigkeit zur Kommunikation ist ein wesentlicher Bestandteil der zwischenmenschlichen Beziehungen. Ist durch Erkrankung oder Behinderung die Fähigkeit zur Kommunikation eingeschränkt, drohen Vereinsamung oder Isolation.

4.4.3.10 Ruhen und Schlafen können

Hierzu gehört die Fähigkeit, einen regelmäßigen Rhythmus von Schlafen, Ruhen und Wachen aufrecht zu erhalten. Die Fähigkeit, gut schlafen zu können, ist entscheidend für den eigenen Schlaf-Wach-Rhythmus und für die Gesundheit und das Wohlbefinden des Menschen.

4.4.3.11 Soziale Bereiche des Lebens sichern können

Hierzu gehört die Fähigkeit, soziale Kontakte aufzunehmen und aufrecht zu erhalten. Bei dieser Lebensaktivität ist das Augenmerk insbesondere auch auf die Pflegeperson/en zu richten. Jede Einschränkung infolge von Krankheit oder Behinderung, besonders wenn es sich um psychische Störungen handelt, hat nicht nur Auswirkungen auf den Betroffenen, sondern immer auch auf seine Angehörigen, Freunde und Nachbarn. Ist der Betroffene nicht mehr in der Lage, sich selbstständig zurechtzufinden, muss eine personelle und/oder sächliche Unterstützung durch Dritte erfolgen.

4.5 Bestimmung der Pflegebedürftigkeit

Verrichtungen des täglichen Lebens
Das Pflegeversicherungsgesetz definiert die Verrichtungen des täglichen Lebens, die bei der Bestimmung der Pflegebedürftigkeit zu berücksichtigen sind. Die Verrichtungen sind in vier Bereiche unterteilt: – Körperpflege – Ernährung – Mobilität und – Hauswirtschaftliche Versorgung
Andere Aktivitäten des täglichen Lebens, z.B. Maßnahmen zur Förderung der Kommunikation, finden bei der Bestimmung der Pflegebedürftigkeit nach dem Gesetz keine Berücksichtigung.

4.5.1 Körperpflege

täglich beim

- Waschen
- Duschen/Baden
- Zahnpflege
- Kämmen/Rasieren
- Darm-/Blasenentleerung

4.5.2 Ernährung

täglich bei

- Mundgerechte Zubereitung
- Nahrungsaufnahme

4.5.3 Mobilität

täglich bei

- Aufstehen/zu Bett gehen
- An-/Auskleiden
- Stehen
- Gehen
- Treppen steigen
- Verlassen/Wiederaufsuchen der Wohnung/Einrichtung

4.5.4 Hauswirtschaftliche Versorgung

wöchentlich bei

- Einkaufen
- Kochen
- Reinigen der Wohnung
- Spülen
- Beheizen der Wohnung
- Wechseln/Waschen der Wäsche/Kleidung

Formen der Hilfe[6]

Übernahme bedeutet, dass die Pflegeperson den Teil der Verrichtungen des täglichen Lebens übernimmt, den der Pflegebedürftige selbst nicht ausführen kann. Eine *teilweise Übernahme* einer Verrichtung liegt z.B. beim An- und Auskleiden schon dann vor, wenn lediglich die Strümpfe nur mit Hilfe einer anderen Person angezogen werden können.

Unterstützung bedeutet, noch vorhandene Fähigkeiten bei den Verrichtungen des täglichen Lebens zu erhalten und zu fördern sowie dem Pflegebedürftigen zu helfen, verlorengegangene Fähigkeiten wieder zu erlernen und nicht vorhandene zu entwickeln (aktivierende Pflege).
Eine *Anleitung* liegt vor, wenn der Pflegebedürftige trotz vorhandener motorischer Fähigkeiten eine konkrete Verrichtung nicht ohne Hilfe einer anderen Person zu Ende führt.
Bei der *Beaufsichtigung* steht die Sicherheit beim konkreten Handlungsablauf der Verrichtungen im Vordergrund.

4.6 Ergebnis der Prüfung des Vorliegens von Pflegebedürftigkeit

Kriterien für die Zuordnung zu einer der drei Pflegestufen sind die Häufigkeit des Hilfebedarfs und der zeitliche Mindestaufwand. Dabei sind folgende Angaben notwendig:

- Liegt Pflegebedürftigkeit gemäß SGB XI vor?
- Prognose über die weitere Entwicklung der Pflegebedürftigkeit
- Ist die häusliche Pflege in geeigneter Weise sichergestellt?
- Ist vollstationäre Pflege erforderlich?
- Liegen Hinweise auf folgende Ursachen der Pflegebedürftigkeit vor? Unfall, Berufserkrankung, Versorgungsleiden.
- Stimmt der unter 1.4 angegebene Pflegeaufwand mit dem festgestellten Pflegebedarf überein? Erläuterung.

4.7 Empfehlung an die Pflegekasse, individueller Pflegeplan

Diese Empfehlungen gründen sich auf die im Gutachten dokumentierten Erhebungen, insbesondere zu den funktionellen Einschränkungen, zur Versorgungssituation und zu den Fähigkeiten

in Bezug auf die Aktivitäten des täglichen Lebens (ATL).
Hier sind über die derzeitige Versorgungssituation hinausgehend:

- Vorschläge für Maßnahmen zur Prävention und zur Rehabilitation;
- Empfehlungen zu notwendigen Hilfsmitteln und technischen Hilfen, Vorschläge über Art und Umfang der im Bereich der pflegerischen Leistungen im Einzelfall erforderlichen Hilfen zu dokumentieren;
- Maßnahmen zur Rehabilitation;
- Verbesserung/Veränderung der Pflegehilfsmittel -/hilfsmittelverordnung;
- Technische Hilfen und bauliche Maßnahmen zur Anpassung des Wohnumfeldes;
- Art und Umfang von Pflegeleistungen;
- Unterstützung/Veränderungen in bezug auf Antragsteller/Pflegeperson;
- Entlastung in Bezug auf Antragsteller/Pflegeperson;
- Beratung in Bezug auf Antragsteller/Pflegepersonal;
- Vorschläge zur Versorgung in der stationären Pflegeeinrichtung;
- Mögliche kurative Defizite.

4.8 Zusätzliche Empfehlungen/Bemerkungen

Weitere Empfehlungen/Bemerkungen sind hier einzutragen.

4.9 Empfehlung zum Termin der Wiederholungsbegutachtung

Die Empfehlung zum Termin der Wiederholungsbegutachtung kann vorgegeben werden, z.B. bei voraussichtlicher Verschlechterung oder Besserung des Gesundheitszustandes des Versicherten.

4.10 Beteiligte Gutachter

Hier werden die beteiligten Gutachter genannt.

4.11 Unterschriften, Datum, Stempel

Mit der Unterschrift, dem Datum und dem Stempel wird das Gutachten beendet.

4.12 Stellungnahme des Deutschen Berufsverbandes für Pflegeberufe zur Begutachtung der Pflegebedürftigkeit

Der Deutsche Berufsverband für Pflegeberufe hat eine offizielle Stellungnahme über die Beteiligung der Pflegefachkräfte bei der Gutachtenerstattung im Jahre 1992 vorgelegt. Damals ging man davon aus, dass die Pflegefachkräfte die Pflegegutachten nicht selbstständig erstellen, sondern nur punktuell hinzugezogen werden sollten.
Die Stellungnahme des Deutschen Berufsverbandes für Pflegeberufe wird hier auszugsweise zitiert:
»..... *Pseudoentscheidungen:*
Zieht der Medizinische Dienst eine Pflegekraft zur Begutachtung der Pflegebedürftigkeit hinzu, bedeutet dies für Pflegende einen zusätzlichen Zeit- bzw. Arbeitsaufwand, nur um eine Proformaabsegnung – d. h. eine Unterschrift – zu erreichen.
Jedem Handwerker wird das Recht zugesprochen, seine Leistungen eigenständig einzuschätzen, zu planen, durchzuführen und auszuwerten. Zusätzlich wird ihm, als Experten, selbstverständlich das Recht eingeräumt, seine Leistungen in Rechnung zu stellen. Jeder weiß, dass der Fachmann – z. B. bei der Verlegung von Gasrohren – die Sicherheitsvorschriften kennt und gewährleistet, dass nur der Experte angemessene Tätigkeiten festlegen und notwendige Hilfsmittel einsetzen kann. Überträgt man dieses Beispiel auf die Pflege, hieße das, dass für die Erstellung eines gültigen Kostenvoranschlages der Installateur die

Unterschrift eines Schlossers einholen müßte. Diese Verschwendung an finanziellen und personellen Ressourcen mutet jedem denkenden Bürger absurd an.
Begründung:
Nur Pflegekräfte sind aufgrund ihrer Ausbildung dazu befähigt, den individuellen notwendigen Pflegebedarf bzw. den Grad der Hilfsbedürftigkeit richtig zu beurteilen, die adäquaten Pflegemaßnahmen zu planen, durchzuführen und auszuwerten (siehe Krankenpflegegesetz § 4). Gezielt eingesetzte Pflegemaßnahmen beschränken sich auf das Maß des individuell notwendigen pflegerischen Bedarfs und sind von daher auch kostengünstig. Für Pflegekräfte bedeuten die Pflegemaßnahmen, die Einbeziehung präventiver und rehabilitativer Aspekte.
Berufliche Pflege leistet somit durch die Vermeidung oder Hinauszögerung von Pflegebedürftigkeit volkswirtschaftlich gesehen einen einzigartigen Beitrag zur Kostenreduktion im Gesundheitswesen.
Die Verantwortung für die Gesamtpflege eines Klienten zu übernehmen, schließt nicht aus, pflegerische Maßnahmen an geeignete Hilfs- oder Laienkräfte situationsgerecht zu delegieren.
»Pflege findet auch da statt, wo im medizinischen Sinn keine Heilung mehr möglich ist, z.B. bei chronischer Krankheit, Behinderung oder Altersgebrechlichkeit. Deshalb ist das naturwissenschaftliche Modell der Medizin nicht geeignet, Pflegebedarf zu ermitteln, Pflege zu planen und die Zweckmäßigkeit angewendeter Pflegemaßnahmen zu kontrollieren.« (Hessisches Curriculum, im Auftrag des Hessischen Ministeriums für Jugend, Familie und Gesundheit, DBfK Eschborn 1991).
Pflegerisches Ziel ist es, Pflegeabhängigkeit auf ein notwendiges Maß zu beschränken und die Selbstheilungskräfte des Menschen zu fördern. Hierzu bedient sich die berufliche Pflege eines wissenschaftlich fundierten Instrumentes, des Pflegeprozesses. Diese Methode ermöglicht jederzeit die Qualitätsüberprüfung pflegerischer Maßnahmen und deren Erfolg. Die schriftlich fixierte Dokumentation des Pflegeprozesses macht eine gesetzlich geforderte Qualitätssicherung (Sozialgesetzbuch V) erst möglich (vgl. Deutscher Berufsverband für Pflegeberufe 1992, Seite 637).«

Zusammenfassung

In diesem Abschnitt wurden die Anforderungen nach den Ausführungen und Erläuterungen des Pflegeversicherungsgesetzes an ein Formulargutachten vorgestellt. Dabei wird deutlich, dass einige Unterpunkte genaue Hinweise oder konkrete Angaben vermissen lassen. Die vorgegebenen Klassifizierungen stellen sich als sehr global dar. Eine genaue Analyse und Bewertung des Formulargutachtens wird im Laufe dieses Werkes noch beschrieben (vgl. 6.).

Gesetzgeber berücksichtigte nicht besondere Befähigung der Pflegefachkräfte

Bei der Stellungnahme des Deutschen Berufsverbandes der Pflegeberufe wird nochmals deutlich, dass eigentlich nur eine Pflegefachkraft aufgrund ihrer Ausbildung befähigt ist, die Feststellung der Pflegebedürftigkeit vorzunehmen. Diese berufsorganisatorische Stellungnahme ist aber vom Gesetzgeber bei der Umsetzung der Pflegeversicherung unberücksichtigt geblieben.
Aus den bisherigen Ausführungen ist es aber noch nicht vorstellbar, wie eine Beurteilung der Pflegebedürftigkeit nach dem Pflegeversicherungsgesetz erfolgt. Im nächsten Abschnitt soll ein Formulargutachten nach dem Pflegeversicherungsgesetz, sowie der Medizinische Dienst die Gutachten derzeit erstattet, vorgestellt werden.

5. Fallbeispiel eines Formulargutachtens gemäß SGB XI

In das vorgegebene Formulargutachten (vgl. Anlage 1) wird der entsprechende Eintrag in einer anderen ***Schriftart sowie kursiv und fett*** dargestellt.

Fallbeispiel:

Formulargutachten für Antragsteller aus dem häuslichen Bereich und aus vollstationären Einrichtungen (Medizinischer Dienst der Krankenversicherung)

Gutachten zur Feststellung der Pflegebedürftigkeit gemäß SGB XI
Pflegekasse: (Name/Adresse/IK[7])
Versicherter: ***Mustermann, Emma*** .... Geb.-Datum ***2 6 0 8 1 X***
Name, Vorname: ***Mustermann, Emma*** .... Geschl. m ☐ w ☒
Telefon-Nr. ....
Straße: ***Kassenstr. 48*** ....
Ort ***2 2 3 1 0 Sonnental*** ....
ggf. davon abweichender derzeitiger Aufenthaltsort: Wohnhaft bei
Straße: .... Wohnort (PLZ) ☐☐☐☐☐ ....
behandelnder Arzt:
(Name, Facharzt für .... Adresse, Tel.-Nr.): ***Frau Dr. med. M.*** ....
Pflegeperson/en
A Name, Vorname ....
B Name, Vorname ....
C Name, Vorname ....
D Name, Vorname ....
Pflegeinstitution: Name: .... Straße: .... Ort: ....
Tel.-Nr.: ....

....

Antrag auf

Sachleistung: ☐ auf Geldleistung: ☒
auf kombinierte Geld-/Sachleistung: ☐
Derzeitige Pflegestufe* ☐ I ☒ II ☐ III ☐ keine *nur bei Wiederholungsbegutachtung auf kombinierte Geld-/Sachleistung ☐

....

Untersuchung am: ***2 9 0 7 9 X*** um ***09.00*** Uhr, durch ....
MDK-Beratungsstelle: *Sonnental*
☐ Erstgutachten ☐ Folge-/Wiederholungsgutachten ☒ Widerspruchsgutachten
Untersuchungsort: Privatwohnung ☐ Pflegeeinrichtung ☒ Sonstiges ☐ ......

....

Versorgungssituation und Pflegebegründende Vorgeschichte nach Angaben der/des Versicherten ....

5.1 Derzeitige Versorgung/Betreuung

5.1.1 Ärztliche Betreuung:

ja [X] nein [ ]
Hausbesuche/Praxisbesuche
Wöchentlicher Hausbesuch ....
Medikamentöse Versorgung:
Novodigal 0,2 Tbl., Akineton Tbl., MCP ratioph Tbl., Furo 40 von ct Tbl., Briserin mite Tbl., Hämaptopan Drg., Reumativ Drg., Gingim Lösung Tpf., Fungizide Creme und Paste vaginal, Siozwasalbe (Gesäß), Stomaversorgung mit Fistelsalbe und Zinkpaste Bedarf

Zur Bedarfsmedikation gehören täglich:

Fenistil ret. Tbl., Novaminsulvon Trf., Vertigoheel Tbl., Paracetamol T 500 ratio, Lopedium Tbl., Adumbran Tbl., MC ratiopharm Tbl., Korodintropfen (auf Zucker), Cor vel Herzsalbe, Novaminsulvon Trf., Paracodin Trf.,

Der Krankenhausbericht vom 27. 11. 199X liegt vor ....
....

5.1.2 Heilmittelversorgung/häusliche Krankenpflege

Krankengymnastik	[ ]	Behandlungspflege	[X]
Ergotherapie	[ ]	Grundpflege	[X]
Logopädie	[ ]	Sonstiges	[ ]

....
....

5.1.3 Versorgung mit Hilfsmitteln/technischen Hilfen/Verbrauchsgütern

Vorhandene Hilfsmittel? ....
Rollstuhl, Gehgestell, Inkontinenzartikel, Stomaversorgungsmittel von der Krankenkasse.
Pflegebett und Superweichlagerungsmatraze von der Pflegeeinrichtung.

Welche Verrichtungen sind hierdurch voll kompensiert?
Durch den ständigen Gebrauch des Gehgestells ist die beträchtliche Behinderung weitestgehend ausgeglichen.
....
Ungenutzte Hilfsmittel? ....
keine ....
....

5.1.4 Umfang der pflegerischen Versorgung

☐ Pflege durch Angehörige/Bekannte ☐ × [tägl.|wöchentl.|fallweise|rund um die Uhr]

☐ Pflege durch Pflegeinstitutionen
- ambulanter Pflegedienst ☐ × [tägl.|wöchentl.|fallweise|rund um die Uhr]
- Tagespflege/Nachtpflege ☐ × [wöchentl. |fallweise]
- Kurzzeitpflege ☐ × [fallweise]

☒ Pflege in vollstationärer Einrichtung

Welche der angegebenen Pflegepersonen pflegt pro Woche

	weniger als 14 Std.	mindestens 14 Std.	mindestens 21 Std.	mindestens 28 Std.
Pflegeperson A	☐	☐	☐	☐
Pflegeperson B	☐	☐	☐	☐
Pflegeperson C	☐	☐	☐	☐
Pflegeperson D	☐	☐	☐	☐

5.1.5 Pflegerelevante Aspekte der Betreuungssituation

Versicherte(r) alleinlebend ja ☐ nein ☒

Tagesstrukturierende Einrichtung ☒ ....

Sonstiges ☐ ....

....

5.1.6 Pflegerelevante Aspekte der Wohnsituation

Frau Mustermann bewohnt eine Heimwohnung mit einer anderen Bewohnerin (Doppelzimmer) in der achten Etage (eine Pflegeetage) des zentralbeheizten Altenheimes. Die Waschgelegenheit und die Duschvorrichtung befinden sich in der Nasszelle ihrer Wohnung. Das Badezimmer befindet sich auf der gleichen Etage und ist behindertengerecht eingerichtet. Im Wohnraum der Versicherten, ist eine Schwesternrufanlage installiert, außerdem befindet sich dort ein Telefon mit Wählscheibe. Dieser Wohnraum ist ebenerdig und die Türbreite ist zur Rollstuhlbenutzung geeignet. Im Haus ist ein Fahrstuhl vorhanden. Der Speisesaal befindet sich im gleichen Geschoss.

5.2 Pflegebegründende Vorgeschichte

Selbsteinschätzung der Versicherten

Die Versicherte erklärte, sie sei kraftlos und habe eine erhöhte Müdigkeit und deshalb sei sie nur mit einem Gehgestell in der Lage sich fortzubewegen. Hinzukommende Schwindelsymptomatik beeinträchtige ihr Gehvermögen. Immer wieder auftretende Herzschmerzen sowie Übelkeit mit Erbrechen zeige bei ihr eine erhebliche Kräfteminderung.

Nur durch Einhalten einer besonderen Ernährung sei es ihr nur zeitweise möglich, ihre fäkale Inkontinenz zu bewältigen. Das Stuhlverhalten sei unkon-

trolliert, aber den Harndrang verspüre sie noch und könnte deshalb auch nachts nicht ungestört schlafen.

Der derzeitige Pflegezustand sei schon vor dem April 199X unverändert und ließe eine selbständige Lebensführung nicht mehr zu.

Seit wann ist selbstständige Lebensführung eingeschränkt? (Monat/Jahr)

M	M	J	J
0	*4*	*9*	*X*

Gutachterliche Befunde und Stellungnahme

5.3 Würdigung vorliegender Fremdbefunde

Die Pflegedokumentation, die Diagnosebestätigung des Hausarztes (Stand, Juni 199X), Bescheid des Versorgungsamt vom Januar 199X und der Krankenhausbericht vom November 199X.

....

5.4 Erhobene pflegebegründende Befunde

5.4.1 Allgemeinbefund

.... gut ☐
.... mäßig ☐
fehlende Kräfte .... deutlich reduziert ☒

5.4.2 Funktionelle Einschränkungen

5.4.2.1 ... des Stütz- und Bewegungsapparates

wo? .... Form? .... Grad? ....
Die Überprüfung des Bewegungsapparates ergibt, dass die rechte und linke obere Extremität frei beweglich ist. Der Nackengriff und der Schürzengriff sind uneingeschränkt durchführbar. Die Arme haben im Vorhalten keine Absinktendenz. Beim Hände spreizen lässt sich kein Tremor erkennen. Der Faustschluss ist beiderseits komplett und in beiden Händen ist ausreichend und gleichmäßig Kraft vorhanden. Die Feinmotorik ist gemindert vorhanden.
Die untere Extremität rechts und links ist nur eingeschränkt (Massenbewegung) beweglich. Beim Rumpfbeugen reichen die Hände nur bis an die Kniegelenke, bei weiterem Beugen tritt sofort Schwindel auf. Beide Knie zeigen eine deutliche Beugehemmung. Eine Teilversteifung im linken Mittelfußgelenk ist feststellbar. Stehen ist mit Hilfsmitteln und unter Aufsicht von einer Pflegeperson möglich. Gehfähigkeit oder Fortbewegung im Rollstuhl ist ohne personelle Hilfe unmöglich.
Ein selbstständiger Positionswechsel vom Liegen zum Sitzen, vom Sitzen zum Aufstehen ist selbstständig nicht möglich.

keine ☐ mäßig ☐ schwer ☒ Funktionsausfall ☐

5.4.2.2 ... der inneren Organe

wo? .... Form? .... Grad? ....

Durch die Schädigung der kardiorespiratorischen Funktion sind bei der Versicherten keine Anstrengungen mehr möglich. Belastungsintoleranz, Kreislaufinstabilität, Atemnot (wegen Verdacht auf Lungenmetastasen) und Schwindel schränken ihre Leistungsfähigkeit zusätzlich ein.

Die gastrointestinale Funktion ist wegen eines chronischen Magenleidens und vor allem der Colonresektion (Anus praeter) unter Beachtung einer angepassten Ernährung nicht ohne erforderliche Intervention aufrechtzuerhalten. Bei der Stuhlinkontinenz ist ein völliger Kontrollverlust gegeben. Durch die vorliegende cysto-rektale Fistel und Verquellen des Blasenbodens (als Strahlungsfolge) ist bei der Schädigung der Harnausscheidungsfunktion auch ein völliger Kontrollverlust gegeben.

Bei der Untersuchung der Haut wird festgestellt, dass die Versicherte eine sehr trockene und exikierte Haut hat und immer wieder zu Hautdefekten neigt. Im Genitalbereich wird ein starker vaginaler Ausfluß festgestellt und eine Veränderung der Haut am Gesäß, die mit höchster Wahrscheinlichkeit auf die Bestrahlung nach der Totaloperation (197X) zurückzuführen ist. Deshalb ist die Haut einer besonderen Pflege und Beobachtung zu unterziehen, um weitere Schäden zu vermeiden.

keine ☐ mäßig ☐ schwer ☒ Funktionsausfall ☐

5.4.2.3 ... der Sinnesorgane

wo? ....Form? .... Grad? ....

Das Hörvermögen der Versicherten ist nur durch Lautstärkeanpassung ausreichend. Die erhebliche Visusminderung kann auch mit einer Brille nicht ausgeglichen werden.

Bei den Sprachstörungen wird deutlich, dass sich die Versicherte meist verständlich ausdrückt, aber Schwierigkeiten hat, die richtigen Worte zu finden und Gedanken zu beenden. Nicht zuletzt aufgrund der eingeschränkten Sprechquantität fällt sie gerne in eine emotionale Begebenheit eines erlebten Ereignisses zurück.

keine ☐ mäßig ☐ schwer ☒ Funktionsausfall ☐

5.4.2.4 ... des ZNS und der Psyche

wo? .... Form? .... Grad? ....

Im Gesprächsverhalten zeigen sich klare Störungsbilder des Urteilsvermögens, des abstrakten Denkens und des Langzeitgedächtnisses. Zusätzliche auffällige Defizite im Kurzzeitgedächtnis, mit Auswirkung auf das Verhalten im sozialen Umfeld, weisen insgesamt auf ein dementielles Syndrom mit partieller Bewahrung von einigen kognitiven Funktionen und Fertigkeiten hin.

Störungen bei der Fähigkeit zur Bildung logischer Gedankenfolgen zeigt sich durch »Haften bleiben«, »Wiederholung von Sätzen« und ständiges Zurückkommen zum gleichen Thema.

keine ☐ mäßig ☐ schwer ☐ Funktionsausfall ☒

Desorientierung: keine ☐ zum Ort ☒ zur Zeit ☒ zur eigenen Person ☐
Bewußtseinslage: wach ☒ schläfrig ☐ benommen ☐
somnolent ☐ komatös ☐

5.4.2.5 Pflegebegründende Diagnose/n:

Uterus und Sigma Ca. mit Stoma .... ICD ☐☐☐☐☐
Z. n. Mama Ca. mit Quadrantanexzision .... ICD ☐☐☐☐☐
Weitere Diagnosen: *chronisches Magenleiden* ....

5.4.3 Fähigkeiten in Bezug auf die Aktivitäten des täglichen Lebens

5.4.3.1 Vitale Funktionen aufrecht erhalten

....	selbstständig	☐
....	bedingt selbstständig	☐
....	teilweise unselbstständig	☐
Anstrengungsdyspnoe	unselbstständig	☒

5.4.3.2 Sich situativ anpassen können

....	selbstständig	☐
....	bedingt selbstständig	☐
Anleitung, personelle Hilfe	teilweise unselbstständig	☒
....	unselbstständig	☐

5.4.3.3 Für Sicherheit sorgen können

....	selbstständig	☐
....	bedingt selbstständig	☐
teilweise personelle Hilfe	teilweise unselbstständig	☒
....	unselbstständig	☐

5.4.3.4 Sich bewegen können

....	selbstständig	☐
....	bedingt selbstständig	☐
personelle, technische Hilfe	teilweise unselbstständig	☒
....	unselbstständig	☐

5.4.3.5 Sich sauberhalten und kleiden können

....	selbstständig	☐
....	bedingt selbstständig	☐
....	teilweise unselbstständig	☐
ständig personelle Hilfe	unselbstständig	☒

5.4.3.6 Essen und trinken können

....	selbstständig	☐
....	bedingt selbstständig	☐
....	teilweise unselbstständig	☐
ständig personelle Hilfe	unselbstständig	☒

5.4.3.7 Ausscheiden können

....	selbstständig	☐
....	bedingt selbstständig	☐
....	teilweise unselbstständig	☐
ständig personelle Hilfe	unselbstständig	☒

5.4.3.8 Sich beschäftigen können

....	selbstständig	☐
....	bedingt selbstständig	☐
personelle Hilfe	teilweise unselbstständig	☒
....	unselbstständig	☐

5.4.3.9 Kommunizieren können

....	selbstständig	☐
....	bedingt selbstständig	☐
personelle Hilfe	teilweise unselbstständig	☒
....	unselbstständig	☐

5.4.3.10 Ruhen und schlafen können

....	selbstständig	☐
....	bedingt selbstständig	☐
personelle Hilfe	teilweise unselbstständig	☒
....	unselbstständig	☐

5.4.3.11 Soziale Bereiche des Lebens sichern können

....	selbstständig	☐
....	bedingt selbstständig	☐
....	teilweise unselbstständig	☐
ständig personelle Hilfe	unselbstständig	☒

5.5. Bestimmungen der Pflegebedürftigkeit

Hilfebedarf in Form der Unterstützung, teilweisen oder vollständigen Übernahme, Beaufsichtigung oder Anleitung

5.5.1 Körperpflege

	nein	ja	falls ja, wie oft täglich
Waschen	☐	☒	*2* × ....
Duschen/Baden	☐	☒	***1*** × ***14 tägig*** ....
Zahnpflege	☐	☒	*2* × ....
Kämmen und Rasieren	☐	☒	*2* × ....
Darm-/Blasenentleerung	☐	☒	*9* × ....

Zeitaufwand .... ***175 Minuten*** ....

5.5.2 Ernährung

	nein	ja	
Mundgerechte Zubereitung	☐	☒	*4* × ....
Nahrungsaufnahme	☐	☒	*4* × ....

Zeitaufwand .... ***35 Minuten*** ....

5.5.3 Mobilität

	nein	ja	
Aufstehen/zu Bett gehen	☐	☒	4 × ....
An-/Auskleiden	☐	☒	*2* × ....
Stehen	☐	☒	*4* × ....
Gehen	☐	☒	*4* × ....
Treppensteigen	☐	☐	....
Verlassen/Wiederaufsuchen der Wohnung	☐	☐	....

Zeitaufwand .... ***45 Minuten*** ....

5.5.4 Hauswirtschaftliche Versorgung

	nein	ja	falls ja, wie oft pro Wo.
Einkaufen	☐	☒	***1*** × ....
Kochen	☐	☒	*7* × ....
Reinigung der Wohnung	☐	☒	*7* × ....
Spülen	☐	☒	***21*** × ....
Beheizen der Wohnung	☐	☒	*7* × ....
Wechseln/Waschen der Wäsche/Kleidung	☐	☒	*7* × ....

Zeitaufwand .... ***>90 Minuten*** ....

Bemerkungen*: ***Bei dem individuellen erforderlichen Hilfebedarf der Versicherten ist in den Bereichen der Körperpflege, der Ernährung und der Mobilität (mit der Anleitung, der Beaufsichtigung und der Übernahme der genannten Verrichtungen) ein Zeitbedarf von insgesamt durchschnittlich täglich 255 Minuten erforderlich.***

* Insbes. für Kinder und psychisch Kranke/geistig Behinderte

5.6 Ergebnis der Prüfung des Vorliegens der Pflegebedürftigkeit

5.6.1 Liegt die Pflegebedürftigkeit vor?

nein ☐ ja ☒
Wenn nein, Begründung:

....

Wenn nein, sind präventive Maßnahmen zur Vermeidung einer drohenden Pflegebedürftigkeit angezeigt? ja ☐ welche ....

....

☐ Pflegestufe I ☐ Pflegestufe II ☒ Pflegestufe III seit wann? *06. 04. 9X*

Begründung:
Das Interventionspotential zur Erhaltung der geringen funktionellen Leistungen in Bezug auf den gegenwärtigen Zustand und die zur Befriedigung der genannten unerfüllten Grundbedürfnisse in Bezug auf die Fähigkeitsstörungen liegen bei einem tagesdurchschnittlichen pflegerischen Hilfebedarf von 255 Minuten. Zusätzlich ist regelmäßig zu unregelmäßigen Zeiten, auch in der Nacht, Hilfebedarf erforderlich.
Der tägliche hauswirtschaftliche Hilfebedarf beträgt mehr als 90 Minuten.

Liegt ein außergewöhnlich hoher Pflegeaufwand vor? *nein* ....
Begründung:

....

....

5.6.2 Prognose über die weitere Entwicklung der Pflegebedürftigkeit

Eine Abnahme des Pflegeaufwandes ist wegen des hohen Alters und den medizinischen Diagnosen nicht zu erwarten.
Es besteht keine Aussicht auf Verbesserung der funktionellen Leistungen und auf Grund der vorliegenden Befunde muss in Zukunft (mit hoher Wahrscheinlichkeit) mit einer Erhöhung des Hilfebedarfes gerechnet werden.

5.6.3 Ist die vollstationäre Pflege in geeigneter Weise sicher gestellt?

ja ☒ nein ☐
Wenn nein, Erläuterung: ....

....

....

5.6.4 Liegen Hinweise für folgende Ursachen der Pflegebedürftigkeit vor?

Unfall ☐ Berufserkrankung ☐ Versorgungsleiden ☐ nein ☒

5.6.5 Stimmt der unter 1.4 angegebene Pflegeaufwand mit dem festgestellten Hilfebedarf überein?

ja ☒ nein ☐
Wenn nein, Erläuterung: ....

....

5.7 Empfehlungen an die Pflegekasse/individueller Pflegeplan

5.7.1 Maßnahmen zur Rehabilitation

nicht erforderlich ☒
Krankengymnastik, welche .... ☐
Ergotherapie, welche .... ☐
Logopädie, welche .... ☐
Sonstige Maßnahmen, welche ....
Erläuterung ....

5.7.2 Verbesserung/Veränderung der Hilfsmittel

5.7.2.1 Hilfsmittel der GKV, welche

nicht erforderlich ☒
Erläuterung .... ☐

5.7.2.2 Pflegehilfsmittel

nicht erforderlich ☒
zur Körperpflege und Hygiene, welche .... ☐
zur Ernährung.. ☐
zur Mobilität innerhalb und außerhalb
der Wohnung, welche .... ☐
zur Erleichterung der Pflege für die .... ☐
Pflegeperson, welche .... ☐
Erläuterung: ....
....

5.7.3 Technische Hilfen und bauliche Maßnahmen zur

Anpassung des Wohnumfeldes .... nicht erforderlich ☒
.... erforderlich ☐
....

5.7.4 Art und Umfang von Pflegeleistungen

5.7.4.1 Unterstützung/Veränderung in Bezug auf Antragsteller/

nicht erforderlich ☒
Pflegeperson im Hinblick auf Art und Umfang der
Pflege .... ☐
Hauswirtschaftlicher Bereich, welcher .... ☐
Grundpflege, welche .... ☐
Behandlungspflege, welche .... ☐
Sonstiges, was .... ☐
....

5.7.4.2 Entlastung in Bezug auf Antragsteller/Pflegeperson

durch: .... nicht erforderlich ☒
Tages-,/Nachtpflege, welche .... ☐
Kurzzeitpflege, welche .... ☐
Heimpflege, welche .... ☐
Sonstige Betreuungsform, welche .... ☐
....

5.7.4.3 Beratung in Bezug auf Antragsteller/Pflegepersonal

durch: .... nicht erforderlich ☒
Pflegedienst/-einrichtung, welche .... ☐
Pflegekurs/Anleitung, welche(r) .... ☐
HWV/Essen auf Rädern .... ☐
Sonstiges, was .... ☐
....

5.7.4.4 Vorschläge zur Versorgung in der stationären Pflegeeinrichtung

durch: .... nicht erforderlich ☒
Grundpflegerische Leistungen, welche .... ☐
individuelle Ausstattung mit Pflegehilfsmitteln, welche .... ☐
....
Gestaltung des Tagesablaufes, wie .... ☐
Sonstiges, was .... ☐
Erläuterungen ....
....

5.7.5 Mögliche kurative Defizite

keine ....
....

5.8 Zusätzliche Empfehlungen/Bemerkungen

keine ....
....

5.9 Empfehlung zum Termin der Wiederholungsbegutachtung

keine ....

5.10 Beteiligte Gutachter

Irmgard Häseler, exam. Krankenschwester, Diplom Pflegewirtin (FH), Pflegemanager von mehreren vollstationären Einrichtungen der Altenhilfe

Unterschriften
Datum: ***9. 1. 9X***
Stempel

5.11 Anlage zum Gutachten zur Feststellung der Pflegebedürftigkeit gemäß SGB XI

Seit dem 1. Juni 1997 wird dem Formulargutachten immer eine Anlage beigefügt. In dieser Anlage werden die Hilfeformen und die Dauer der entsprechenden Hilfeleistungen dokumentiert.
Das Originalformat der Anlage zum Gutachten wird hier aus EDV-technischen Gründen nicht übernommen. Die Inhalte sind hier sinngemäß im Text und in Tabellenform dargestellt.

Anlage:
Liegen allgemeine, erleichternde und/oder erschwerende Faktoren vor?
ja ☒ nein ☐
falls ja, Begründung: ***kognitive Einschränkungen*** ....

Hilfebedarf:

Körperpflege	nein	ja	Hilfeform	tägl.	wöchentl.	pro Tag in Minuten
Waschen		*X*	*Anleitung*	*2* ×		*45 Minuten*
Baden		*X*	*Anleitung*		*X*	*05 Minuten*
Zahnpflege		*X*	*Anleitung*	*2* ×		*10 Minuten*
Kämmen		*X*	*Anleitung*	*2* ×		*05 Minuten*
Darm- und Blasen-entleerung		*X*	*Anleitung*	*9* ×		*110 Minuten*
Summe:						*175 Minuten*

Hilfebedarf:

Ernährung	nein	ja	Hilfeform	tägl.	wöchentl.	pro Tag in Minuten
Mund-gerechtes Zubereiten		*X*	*Anleitung*	*4* ×		*15 Minuten*
Nahrungs-aufnahme		*X*	*Anleitung*	*4* ×		*20 Minuten*
Summe:						*35 Minuten*

Hilfebedarf:

Mobilität	**nein**	**ja**	**Hilfeform**	**tägl.**	**wöchentl.**	**pro Tag in Minuten**
Aufstehen/ zu Bett gehen		***X***	***Anleitung***	***4*** ×		***15 Minuten***
Kleiden		***X***	***Anleitung***	***2*** ×		***10 Minuten***
Stehen		***X***	***Anleitung***	***4*** ×		***10 Minuten***
Gehen		***X***	***Anleitung***	***4*** ×		***10 Minuten***
Summe:						***45 Minuten***

Hilfebedarf:

Hauswirtsch. Versorgung	**nein**	**ja**	**falls ja, wie oft pro Woche**
Einkaufen		***X***	***1*** ×
Kochen		***X***	***7*** ×
Reinigung der Wohnung		***X***	***7*** ×
Spülen		***X***	***21*** ×
Beheizen der Wohnung		***X***	***7*** ×
Wechseln/ Waschen der Wäsche/Kleidung			***7*** ×
Summe:			>***90 Minuten***

Zusammenfassung

Das Formulargutachten der Pflegeversicherung ermittelt in diesem Fallbeispiel die Pflegestufe III. Erst in der Anlage wird der Hilfebedarf konkretisiert. Wie die Ermittlung des Hilfebedarfes erfolgt ist, wird nicht erklärt. Eine detaillierte Begründung bleibt auch aus. Die Formen der Hilfen werden hier in folgende sechs Hilfeformen kategorisiert:

- U = Unterstützung
- TÜ = teilweise Übernahme
- VÜ = vollständige Übernahme
- B = Beaufsichtigung
- A = Anleitung

Im nächsten Anschnitt soll überprüft werden, ob das Formulargutachten der Pflegeversicherung den allgemein anerkannten Grundsätzen zur Erstellung von Gutachten entspricht. Gleichzeitig soll geprüft werden, ob die neuesten pflegewissenschaftlichen Erkenntnissen der Berufsgruppe Pflege eingehalten werden.

6. Analyse und Bewertung des Formulargutachtens

Der Gesetzgeber hat ein Formulargutachten erarbeitet, um einerseits schnell die Flut der Antragstellungen bearbeiten zu können und andererseits dem Gleichheitsgrundsatz genüge zu tun.

Das Objektivitätsgebot eines Gutachtens soll durch die Unabhängigkeit des Medizinischen Dienstes der Krankenkassen eingehalten werden. Die Gutachten sollen unparteiisch und weisungsfrei erstellt werden.

Nach rechtlicher Grundlage haben die Pflegekassen bzw. Krankenkassen keine Weisungsbefugnisse gegenüber dem MDK, obwohl der MDK von den Mitgliedern der Krankenkassen in einem Umlageverfahren finanziert wird (vgl. 1.3.1.1).

Inwieweit für die Gutachter des Medizinischen Dienstes der Krankenkassen interne Weisungen zu deren Aufgabenerfüllung erteilt werden, konnte aus der Literatur nicht entnommen werden.

Nachfolgend sollen beispielhaft bestimmte Punkte des Formulargutachtens näher analysiert werden und mit den allgemein anerkannten Anforderungen an Sachverständigengutachten verglichen werden. Zusätzlich werden diese Punkte mit dem allgemein anerkannten, aktuellen Stand pflegerischer Erkenntnisse überprüft und die Auswirkungen auf den Versicherten beschrieben. Es werden Empfehlungen und Änderungsvorschläge aufgeführt.

Diese Punkte sind:

- Die Gliederung
- Das Pflegemodell
- Der individuelle Pflegeplan
- Die Zeitorientierungswerte
- Die erhobenen, pflegebegründenden Befunde:
  - ⇒ Die medizinischen Diagnosen
  - ⇒ Die medikamentöse Versorgung
  - ⇒ Der Allgemeinbefund
  - ⇒ Die generalisierten, sensorischen und anderen Schädigungen
  - ⇒ Die Orientierung

Analyse bestimmter Produkte des Formulargutachtens

6.1 Gliederung

Eine übersichtliche Gliederung dient dem Verständnis des Auftraggebers und anderen Personen und zeigt gleichzeitig den zeitlichen Ablauf der Gutachtertätigkeit auf.

6.1.1 Formale Anforderungen

Die Gliederung stellt übersichtlich die konkrete Fragestellung bis zum Ergebnis des Gutachterauftrags in den Mittelpunkt. Unter Einbeziehung vorliegender Fremdbefunde und seiner eigenen Untersuchung kann der Gutachter die Ergebnisse zusammenfassen und seine Schlussfolgerungen aufzeigen.

Ergebnis der Prüfung:

Die Gliederung des Formulargutachtens zur Feststellung der Pflegebedürftigkeit hält überwiegend die formalen Anforderungen eines Gutachtens ein.

6.1.2 Inhaltliche Anforderungen

– Gutachten zur Feststellung der Pflegebedürftigkeit gemäß SGB XI –

Im Gutachten hat sich der Gutachter konkret auf seinen Auftrag zu beziehen. In der Gliederung des Formulargutachtens wird deutlich, dass einzelne Punkte abgefragt werden, die nicht mit der Feststellung der Pflegebedürftigkeit im Zusammenhang stehen. Zusätzliche Angaben sind aber notwendig, weil der Medizinische Dienst im Rahmen des Pflegeversicherungsgesetzes § 18 beauftragt ist, auch Feststellungen darüber zu treffen, ob und in welchem Umfang Maßnahmen zur Beseitigung, Minderung oder Verhütung einer Verschlimmerung der Pflegebedürftigkeit einschließlich der medizinischen Rehabilitation geeignet, notwendig und zumutbar sind.

Wichtige Unterpunkte fehlen

In der Gliederung des Formulargutachten werden einige wichtige Unterpunkte nicht aufgeführt.

Hier seien nur drei Beispiele genannt, die im Verlauf dieses Werkes noch näher betrachtet werden:

- Die Aktivitäten des Lebens (4.3 Formulargutachten) sind unvollständig dargestellt.
- Bei der Beurteilung des ZNS und der Psyche (4.2.4 Formulargutachten) wird die Desorientierung zum Ort, zur Zeit und zur eigenen Person bewertet, ohne eine situative Bewertung vorzunehmen.
- Bei den Angaben der funktionellen Einschränkungen oder Schädigungen (4.2 Formulargutachten) bleiben generalisierte, sensorische und andere Schädigungen unberücksichtigt.

Ergebnis der Prüfung:

Die Kriterien der inhaltlichen Anforderungen bei der Gutachtenerstellung werden nicht erfüllt.

6.1.3 Sorgfalt und Verlässlichkeit

Gewissenhaft, fachmännisch und sorgfältig hat der Sachverständige sachkundige Schlußfolgerungen aufzubauen.

Bei der Gliederung des Formulargutachtens sind Plausibilitätsprüfungen integriert. In der BRi (IV. Begutachtungs- bzw. Bewertungsschritte, 1997, S. 45) heißt es:

»Maßstab sind die im Rahmen einer Untersuchung feststellbaren Einschränkungen in funktioneller Hinsicht (4.2 des Formulargutachtens) und/oder bei den Fähigkeiten in Bezug auf die Aktivitäten des täglichen Lebens (Fähigkeitsstörungen) (4.3 des Formulargutachtens). Diese Plausibilitätsprüfung besteht in der Beantwortung folgender Fragen:

- Ist die erbrachte Hilfeleistung medizinisch und pflegerisch notwendig, um für den Pflegebedürftigen eine möglichst weitgehende Selbstständigkeit im täglichen Leben zu fördern, zu erhalten bzw. wiederherzustellen?
- Ist die erbrachte Hilfeleistung ausreichend?«

Gleichzeitig hat sich der Gutachter im Gutachten mit den Einwänden der Beteiligten auseinanderzusetzen (6.6. des Formulargutachtens).

Die Plausibilitätsprüfung und die Auseinandersetzung mit der Meinung Beteiligter entsprechen der »Sorgfalt und Verlässlichkeit« eines Gutachtens.

Da wesentliche Unterpunkte (vgl. 6.1.2) im Inhalt nicht aufgeführt werden, können die Schlussfolgerungen nicht fachmännisch und sachkundig aufgebaut werden.

Ergebnis der Prüfung:

Daraus ist abzuleiten, dass die Kriterien einer fachmännischen, gewissenhaften und sorgfältigen Vorgehensweise bei der Gutachtenerstellung überwiegend nicht erfüllt werden.

6.1.4 Auswirkungen auf den Versicherten

Im Formulargutachten wird die Gliederung des Gutachtens nicht in einer Übersicht – einem Inhaltsverzeichnis – dargestellt. So werden hier für einen

Nichtfachmann die Kriterien nicht auf einen Blick ersichtlich. Das heißt: Es fehlt die Übersicht der Kriterien für die Begutachtung und die Vorgehensweise des Medizinischen Dienstes der Krankenkassen. Lediglich das Inhaltsverzeichnis gibt den Beteiligten (Leser, Bewerter, Versicherter, etc.) eine Übersicht, wie das Gutachten erfolgt ist. Es dient dem Verständnis des Auftraggebers (vgl. 3.1). Dem Leser wird hier auch nicht bekannt gegeben (z.B.: durch ein Literaturverzeichnis), auf welcher Grundlage die Begutachtung durchgeführt wird. Im Formulargutachten werden keine Quellenangaben aufgezeigt. So kann nicht nachvollzogen werden, ob die Gutachten nach den neuesten pflegewissenschaftlichen Erkenntnissen erstellt sind.
Der Ablauf der Gutachtertätigkeit, die Vorgehensweise der Gutachtenerstellung, wird hier erst im Verlauf des Gutachtens durch die übersichtliche Gliederung aufgezeigt.
Auch ist für den Leser nicht zu erkennen, warum im Formulargutachten einige wesentliche Inhalte, die der vollständigen Beurteilung der Pflegebedürftigkeit dienen, nicht berücksichtigt werden. Weder in den BRi noch im Pflegeversicherungsgesetz gibt es Erklärungen dazu, warum einige wichtige Unterpunkte nicht aufgeführt werden. Warum hier von der üblichen Fachmeinung abgewichen wird, wird auch nicht erläutert.

Ergebnis der Prüfung:

Eine unvollständige Erhebung führt dazu, dass die Untersuchung des Versicherten nur unzureichend ausgewertet werden kann. Die Pflegebedürftigkeit des Versicherten kann dadurch nicht im Gesamtbild abgeleitet und dargestellt werden.

6.2 Pflegemodell

Im Rahmen der Pflegeversicherung werden die Aktivitäten des täglichen Lebens erhoben. Hier soll das angewandte Pflegemodell überprüft werden, dazu ist zunächst eine Definition erforderlich:
»Ein Modell soll der Praxis, Ausbildung, Verwaltung und Erforschung der Krankenpflege dienen. Es soll in der Praxis einen Rahmen für die Handlungen, in der Ausbildung einen Rahmen für die Curriculumsorganisation (Wissen, Fähigkeiten und Vorgehensweisen, die für das Erlernen der Praxis notwendig sind) schaffen, in der Verwaltung allgemeine Ziele umreißen, in der Forschung Richtlinien (um das Wissen zu erweitern) setzen.« (Roper, 1993, S. 31)

Formulargutachten lässt wesentliche Inhalt aus

6.2.1 Formale Anforderungen

In den BRi wird in Bezug auf die Aktivitäten des täglichen Lebens dargestellt, dass die Beurteilung der ATL's eine wesentliche, analytische Grundlage, insbesondere zur Ableitung notwendiger Rehabilitationsmaßnahmen und des individuellen Pflegeplanes sei und eine umfassende ganzheitliche Sichtweise und Ableitung möglicher pflegerischer und rehabilitativer Interventionspotenziale stützt.
Gleichzeitig wird die Beurteilung der ATL's wie oben beschrieben in die Plausibilitätsprüfung mit einbezogen (vgl. BRi, IV. Begutachtungs- bzw. Bewertungsschritte, 1997, S. 45).
Im Punkt 4. des Formulargutachtens (vgl. 4.4) werden die »Erhobenen pflegebegründenden Befunde« wie folgt untergliedert:

- der Allgemeinbefund
- die funktionellen Einschränkungen oder Schädigungen der Organsysteme
- die Fähigkeiten in Bezug auf die Aktivitäten des täglichen Lebens

Die ersten beiden Unterpunkte werden bei der Beurteilung zur Pflegebedürftigkeit einbezogen. Zur Ableitung der Pflegebedürftigkeit werden zusätzlich die pflegebegründenden medizinischen Diagnosen herangezogen und dienen (nach BRi) der Plausibilitätskontrolle.

Nur die selbst erhobenen pflegefachlichen und pflegebegründenden Befunde, die Beurteilung der Fähigkeiten in Bezug auf Aktivitäten des täglichen Lebens, werden bei der Beurteilung der Pflegebedürftigkeit nicht mit einbezogen.

In der BRi wird ausdrücklich betont, dass die Beurteilung dieser Fähigkeiten nicht der Einstufung in die Pflegestufen dient. Diese sei ausschließlich auf der Grundlage der Bewertung des Hilfebedarfs bei den gesetzlich vorgeschriebenen Verrichtungen vorzunehmen (siehe Punkt 5 der Begutachtung).

Sollte keine Relevanz für die Beurteilung der Pflegebedürftigkeit, deren Ermittlung und Feststellung der Pflegestufen mit der Beschreibung der Pflegebedürftigkeit im Rahmen der Aktivitäten des täglichen Lebens für die Begutachtung bestehen, so sind diese, um den formalen Anforderungen eines Gutachtens gerecht zu werden, nicht zu beschreiben.

Ein Gutachter hat sich konkret auf seinen Auftrag zu beziehen. Dieser Grundsatz wird mit der Bestimmung der Pflegebedürftigkeit durch die Beschreibung der ATL's gestützt. Der individuelle tägliche Hilfebedarf wird durch die Beschreibung der Aktivitäten des täglichen Lebens abgeleitet. Dadurch kann plausibel der Grad der Pflegebedürftigkeit und die Feststellung der Pflegestufe begründet werden.

ATL's: unerlässlich zur Feststellung der Pflegebedürftigkeit

Durch die Beschreibung der Aktivitäten des täglichen Lebens sind die Erstellung eines Pflegeplanes, die davon abgeleiteten Pflegemaßnahmen, die Zielvereinbarungen und die Zielerreichung erst möglich und stellen insgesamt den Pflegeprozess dar. Der Pflegeprozess wird pflegefachlich wie folgt beschrieben:

»Der Pflegeprozess ist die systematische Anwendung einer problemlösenden Methode, die sich mit den physischen, psychologischen und sozialen Bedürfnissen der Einzelperson, Familien oder der Gesellschaft befasst; im Gegensatz zur traditionellen Vorgehensweise, wobei bestimmte Pflegebedürfnisse angenommen/vorausgesetzt werden.

Dieser Prozess befasst sich mit der Befriedigung der Gesundheitsbedürfnisse, die am effektivsten durch Krankenpflege erfüllt werden können. Der Pflegeprozess beinhaltet die Planung zur Befriedigung der Bedürfnisse, die Durchführung der Pflege und die Bewertung der Ergebnisse.

Die Krankenschwester in Zusammenarbeit mit anderen Personen definiert die Ziele, setzt Prioritäten, bestimmt die erforderliche Pflege und bewertet die Pflegeergebnisse. Aufgrund der Bewertungsergebnisse werden erforderliche Veränderungen durch weitere Interventionen initiiert. Auf diese Weise entwickelt sich die Krankenpflege zu einem dynamischen Prozess, der zur Anpassung und Verbesserung führt.« (Kellnhauser (Übers.); Quelle: WHO-People's needs for nursing care, Copenhagen, 1987, unveröffentlichtes Vorlesungsmaterial, WS 1994-1995)

Die Beschreibung und Bewertung der Aktivitäten des täglichen Lebens sind für die Feststellung der Pflegebedürftigkeit und Festlegung der Pflegestufen gemäß SGB XI unerlässlich.

Ergebnis der Prüfung:

Die formellen Anforderungen an ein Gutachten sind erfüllt.

6.2.2 Inhaltliche Anforderungen

Das Pflegeversicherungsgesetz legt der Bewertung von Pflegebedürftigkeit das in Deutschland gängige Modell von Nancy Roper zugrunde. Deshalb sollen hier die Aktivitäten des täglichen Lebens im

Sinne des SGB XI mit den Pflegemodellen nach Roper und Juchli verglichen werden, wobei die genannten Modelle hier nicht vollständig erklärt werden sollen. Einzelne Punkte werden erläutert. Auch ein Vergleich mit weiteren anderen Pflegemodellen ist durchaus denkbar, wird aber im Rahmen dieses Buches nicht aufgezeigt.

Die Aktivitäten des täglichen Lebens (ATL) bilden ein von Juliane Juchli entwickeltes Pflegemodell, das seinen Ursprung aus den Lebensaktivitäten nach Roper, Logan und Tierney herleitet. Ein Pflegemodell, das auf einem Lebensmodell beruht, gibt eine Beschreibung davon, was Leben beinhaltet, nämlich Lebensaktivitäten (LA). Juchli entscheidet sich für die aktive Formulierung und setzt die ATL's in Bezug zur Bedürfnishierachie nach Maslow. Dabei unterscheidet sie zwischen der physischen Ebene, der psychosozialen Ebene und der geistigen Ebene, die gleichzeitig in Bezug gesetzt werden zur Eigenwelt, Überwelt, Mitwelt und Umwelt (vgl. Juchli, 1987, S. 81).

In der folgenden Gegenüberstellung sollen die ATL's nach den gesetzlichen Vorgaben gemäß SGB XI, die ATL's nach Juchli und die LA nach Roper (Logan, Tierney) verglichen werden.

Tabelle 2: Gegenüberstellung der Pflegemodelle

Fähigkeiten in Bezug auf die Aktivitäten des täglichen Lebens (ATL) gemäß SGB XI	**Aktivitäten des täglichen Lebens (ATL) von J. Juchli (Reihenfolge verändert)**	**Die 12 Lebensaktivitäten bei Nancy Roper (Logan, Tierney) (Reihenfolge verändert)**
4.3.1 Vitale Funktionen aufrechterhalten	6. Körpertemperatur regulieren 7. Atmen	7. Regulieren der Körpertemperatur 3. Atmen
4.3.2 Sich situativ anpassen können		
4.3.3 Für Sicherheit sorgen können	8. Für Sicherheit sorgen	1. Für eine sichere Umgebung sorgen
4.3.4 Sich bewegen können	2. Sich bewegen	8. Sich bewegen
4.3.5 Sich sauber halten und kleiden können	3. Sich waschen und kleiden	6. Sich sauber halten und kleiden
4.3.6 Essen und trinken können	4. Essen und trinken	4. Essen und trinken
4.3.7 Ausscheiden können	5. Ausscheiden	5. Ausscheiden
4.3.8 Sich beschäftigen können	9. Raum und Zeit gestalten – arbeiten und spielen	8. Arbeiten und Spielen
4.3.9 Kommunizieren können	10. Kommunizieren	2. Kommunizieren
4.3.10 Ruhen und schlafen können	1. Wach sein und schlafen	11. Schlafen
4.3.11 Soziale Bereiche des Lebens sichern können	8. Für Sicherheit sorgen	1. Für eine sichere Umgebung sorgen
	11. Kind, Frau, Mann sein	10. Sich als Mann oder Frau fühlen und verhalten
	12. Sinn finden im Werden, Sein, Vergehen	12. Sterben

Die Aktivitäten des täglichen Lebens werden im Rahmen der gesetzlichen Pflegeversicherung unbegründet zusammengefasst: *Vitale Funktionen aufrechterhalten* wird gleichgesetzt mit *Körpertemperatur regulieren* und *Atmen*.
Sich situativ anpassen können wird im Formulargutachten der Pflegeversicherung als Aktivität des täglichen Lebens aufgeführt. »*Sich situativ anpassen können*« kann pflegefachlich weder als Grundbedürfnis noch als Aktivität des täglichen Lebens bezeichnet werden. Eine Überprüfung verschiedener Pflegetheorien bestätigt dies, denn *sich situativ anpassen können* tritt z.B.: als Folge einer Schädigung, einer funktionellen Fähigkeit oder Aktivität auf.
Weiterhin wird nicht erläutert, warum die Aktivitäten des täglichen Lebens insgesamt in reduzierter Form dargestellt werden. Folgt man dem Lebensmodell nach Juchli, so ist hier festzustellen, dass ein Teil der psychosozialen Ebene »*Kind, Frau, Mann sein*« unberücksichtigt bleibt und die geistige Ebene »*Sinn finden im Werden, Sein, Vergehen*« völlig ausgeblendet wird.
Vergleicht man die Aufstellung der Pflegeversicherung mit den Lebensaktivitäten (LA nach Roper, Logan, Tierney) so ist festzustellen, dass die Lebensaktivitäten wie bei Juchli different, summiert oder reduziert dargestellt werden. Die Hauptkomponenten von Roper, die in Bezug gesetzt werden zu den Lebensaktivitäten: Die Lebensspanne, Abhängigkeit-/Unabhängigkeits-Kontinuum, Einflussfaktoren auf die LA und die Individualität im Leben (Individualisierte Krankenpflege) werden hier nicht näher bezeichnet oder im Kontext bewertet. Dies ist aber im Zusammenhang mit der LA unverzichtbar.

Ergebnis der Prüfung:

Daraus ist abzuleiten, dass die Kriterien der inhaltlichen Anforderungen an ein Gutachten nicht erfüllt sind.

6.2.3 Sorgfalt und Verlässlichkeit

Auffallend ist, dass die Bezeichnungen für die Ermittlung der Fähigkeiten in Bezug auf die Aktivitäten des täglichen Lebens (ATL) erhebliche Ähnlichkeit haben oder sogar übereinstimmend verwendet werden. Erst bei den Erläuterungen wird klar, dass die Beschreibung der Lebensaktivität nicht mit den Pflegemodellen übereinstimmt. Dies soll hier an einem Beispiel verdeutlicht werden, damit Verwechslungen ausgeschlossen werden können:

Sich waschen und kleiden nach Juchli (1987, S. 83)

»Sich waschen und – kleiden sind Teile der Körperkultur, d.h., dass man an sich »arbeitet«. Es gibt keine Körperkultur, ohne Bildung des ganzen Menschen. So gesehen werden die scheinbaren »Gewöhnlichkeiten des Alltags« zu wichtigsten Werde- und Seinsprozessen.

- *Körperpflege und Kleidung dienen der Körperlichkeit, unterstützen und fördern unser Körper- und Organempfinden. In der Körperpflege und in der Bekleidung gestaltet der Mensch (mehr oder weniger bewußt) seine Leiblichkeit. Sie dienen dem Äußeren und unterstützen die Gesetze des Organismus (Schutz, Ausgleich).*
- *Körperpflege und Bekleidung überschreiten diese Gesetze aber auch, indem sie sich in das geistige Sinngefüge des menschlichen Lebens einfügen. Die »Schönheit des Körpers« meint mehr als Schönheit der Formen, der Figur, des Gesichts usw., denn sie hat mit dem Charakter, dem Stil und somit mit dem Bild des Menschen etwas zu tun.«*

Sich sauber halten und kleiden nach Roper, Logan, Tierney (1993, S. 43):

»Reinlichkeit und gepflegte Erscheinung werden in den meisten Kulturen begrüßt,

entsprechend den jeweiligen Ansprüchen und Normen. Neben dem Stolz auf ihre Erscheinung haben die Menschen eine soziale Verpflichtung, Körper und Kleidung rein zu halten. Dem Ausdruck »sich sauber halten« wurde absichtlich der Vorzug vor »waschen« gegeben, weil neben dem Händewaschen, der Ganzkörperwäsche und dem Baden auch die Tätigkeiten wie Intim-, Haar-, Nagel-, Zahn- und Mundpflege ausgeführt werden. Bezüglich der Kleidung ist zu beachten, dass sie nicht nur die Aufgabe erfüllt, den Körper zu schützen, sondern auch wichtige Aspekte der Kultur und Tradition widerspiegelt, sexuelle Bezüge hat und ein Mittel nicht verbaler Kommunikation darstellt.«

Sich sauber halten und kleiden können nach SGB XI

(Begutachtungsanleitung, Fähigkeiten in Bezug auf die Aktivitäten des täglichen Lebens, 1997, S. 29):
»Hierzu gehören die geistige und körperliche Fähigkeit, seine Körperpflege durchzuführen und sich den situativen und klimatischen Erfordernissen entsprechend kleiden zu können.

Im Rahmen der Begutachtung nach dem SGB XI ist im Formulargutachten das Ergebnis durch Ankreuzen der Einstufung und zusätzlichen Angaben zu dokumentieren.

Bei der Ermittlung des Pflegebedarfs werden entgegen der pflegefachlichen Auffassung die Nagelpflege, die Haarpflege und Fußpflege nicht bewertet. Weiter wird der Kulturzweck der Kleidung, Schmuck und Ausdruck auf das Nützliche und Notwendige reduziert.

Die oben angeführten Gegenüberstellungen zeigen, dass keine Übereinstimmung der Beurteilung der sogenannten Fähigkeiten in Bezug auf die Aktivitäten des täglichen Lebens (ATL) nach SGB XI mit dem Pflegemodell Aktivitäten des täglichen Lebens (ATL) nach Juchli oder mit dem Pflegemodell der Lebensaktivitäten (LA) nach Roper besteht.

ATL's nach SGB XI stimmen nicht mit ATL's nach Juchli überein

Das Reduzieren der Beurteilung der Fähigkeiten eines Menschen (Antragsteller- Versicherter) auf ein Mindestmaß steht gleichzeitig im Widerspruch zu der in der Begutachtungsanleitung geforderten Bildung einer:
»wesentlichen analytischen Grundlage zur Ableitung von Rehabilitationsmaßnah-

Merkmale	Einstufung
1. *Selbstständige und situationsgerechte Entscheidung über Art und Weise von Körperpflege/Kleidung sowie Ausführung dieser Tätigkeiten.*	*Selbstständig*
2. *Benötigt mehr Zeit und/oder ist mit Hilfsmitteln in der Lage, die Verrichtungen sicher durchzuführen (z. B. Badewannenlifter, Anziehhilfen etc.).*	*Bedingt selbstständig*
3. *Benötigt zeit/- teilweise Hilfe für die Körperpflege und/oder das An-/Auskleiden. Kann z.B. die eigene Körperpflege nicht vollständig/regelmäßig übernehmen, die Reihenfolge des Anziehens nicht einhalten, die Erforderlichkeit von Körperpflege nicht erkennen.*	*Teilweise unselbstständig*
4. *Die eigene Körperpflege und/oder das selbstständige Kleiden kann nicht durchgeführt werden. Es ist ständige personelle Hilfe erforderlich.«*	*Unselbstständig*

men und des individuellen Pflegeplans (siehe Pkt. 7). Sie stützt damit auch eine umfassende ganzheitliche Sichtweise und somit realistische pflegerische und rehabilitative Interventionspotentiale im Rahmen der Begutachtung. (BRi, 1997, S. 26)«

In den Richtlinien zur Pflegeversicherung werden diese Unterschiede nicht signifikant hervorgehoben. Dies ist aber unerlässlich, um der Sorgfaltspflicht und dem Verlässlichkeitsgebot eines Gutachtens zu entsprechen. Denn gerade wenn vom üblichen, fachlichen Schema abgewichen wird und eine Fachmeinung verändert dargestellt wird, muss dies auch für den Nichtfachmann erkennbar sein. Der Nichtfachmann wird sonst fälschlicherweise davon ausgehen, dass die Untersuchungsergebnisse auf in Fachkreisen erprobten, bewährten und allgemein anerkannten Grundlagen basieren.

Hier bleiben eine Reihe von Fragen offen (auf deren Beantwortung hier nicht eingegangen wird) z.B.:

- Wird von den meisten Pflegepersonen angenommen, dass in der Pflegeversicherung von den überwiegend im Pflegebereich bekannten ATL's nach Juchli ausgegangen wird?
- Wird durch die Bezeichnung ATL eine hohe Identität mit der Pflege erzeugt?
- Wieso wurde ein Pflegemodell so restriktiv dargestellt?

Sollte mit der Pflegeversicherung ein neues Pflegemodell entwickelt werden, das finanziert werden kann?

Ergebnis der Prüfung:

Daraus ist abzuleiten, dass die Kriterien einer fachmännischen, gewissenhaften und sorgfältigen Vorgehensweise bei der Gutachtenerstellung überwiegend nicht erfüllt werden.

6.2.4 Wahrnehmen und Beobachten im Rahmen einer Lebensaktivität

»Sich sauber halten und kleiden«

Hier soll verdeutlicht werden, welche Aufgaben eine Pflegefachkraft bei der Beobachtung der Lebensaktivität *»Sich sauber halten und kleiden«* hat. Die pflegefachliche Meinung wird hier nur in Bezug auf die Körperpflege und auf die Hautbeobachtung erklärt, damit hier der Unterschied zur Pflegeversicherung klar wird.

Im Rahmen der Unterrichtsplanung im Fach »Patientenbeobachtung« wird eine Pflegefachkraft in ihrer Ausbildung dazu befähigt, diese Lebensaktivität zu beobachten und zu bewerten. Folgt man der Beschreibung von Spürk, so sind mit der Körperpflege folgende Ziele verbunden (vgl. Spürk; In: Patientenbeobachtung in der Pflegeausbildung. Hrsg.: Schewior-Popp, 1997, S. 19):

»Die Körperpflege gehört zu den Grundbedürfnissen des Menschen...... Mit der Körperpflege werden unterschiedliche Ziele verfolgt, die in erster Linie zunächst physiologischen Zwecken dienen wie

- *Reinigung der Haut von Hautausscheidungsprodukten (z.B. Schweiß, Talg, Stoffwechselprodukten, Wirkstoffen von Arzneimitteln)*
- *Erhaltung der Hautfunktionen*
- *Vorbeugung von unangenehmen Gerüchen*
- *Prävention (von Hautdefekten, Entzündungen, Ungezieferbefall, usw.)*

Zu den eher psychologischen Zielen der Körperpflege gehören z.B.:

- *Erreichen von Wohlbefinden*
- *Ausdruck von Persönlichkeit, Individualität und Selbstwertgefühl*
- *Ausdruck von Wohlstand*
- *Vermittlung von körperlicher und geistiger Nähe*

- *Vermittlung von nonverbalen Reizen, Körpersprache*
- *basale Stimulation (Belebung, Beruhigung und Orientierungshilfe)*

Eine dritte Zielkategorie stellen therapeutische Zwecke bei einer Waschung dar, die meist durch besondere Waschzusätze erreicht werden. Dazu zählen z.B.:

- *die fiebersenkende Waschung mit Pfefferminztee*
- *die geruchsreduzierende Waschung mit Obstessig*
- *die schweißreduzierende Waschung mit Salbeitee*
- *die hautstabilisierende Waschung mit Zitrone*
- *die infektionsverhütende Waschung mit Syndets oder Desinfektionsmittel*
- *die aufrichtende oder beugende Waschung (kinäesthetische Waschung)«*

Bei der gezielten Beobachtung und anschließenden Beurteilung des Hautzustandes beschreibt Spürk folgende Beurteilungskriterien, die in ihrer Veröffentlichung noch näher erläutert werden (vgl. Spürk; In: Patientenbeobachtung in der Pflegeausbildung. Hrsg.: Schewior-Popp, 1997, S. 23):

»1. *Hautfarbe*
2. *Oberflächenbeschaffenheit*
3. *Hauttrugor*
4. *primäre und sekundäre Effloreszenzen*
5. *besonders gefährdete Hautbezirke*

Die gesunde Haut ist blaß-rosa, elastisch und fühlt sich trocken und warm an.......«

In den Ausführungen von Spürk wird deutlich, dass die Beurteilung der LA »*Sich sauber halten und kleiden*« mehr beinhaltet, als die bloße Ausführung einer Verrichtung. Bei der Körperwaschung werden verschiedene Ziele zugrunde gelegt. Bei der Beobachtung der Haut werden unterschiedliche Kriterien festgelegt. Erst dann ist der erforderliche Hilfebedarf abzuleiten.

Im Rahmen der Pflegeversicherung werden die oben dargestellten Unterpunkte der Aktivitäten des täglichen Lebens nicht bewertet und nur jeweils die Durchführung einer Verrichtung beschrieben.

Ergebnis der Prüfung:

Daraus ist abzuleiten, dass die Kriterien einer fachmännischen, gewissenhaften und sorgfältigen Vorgehensweise bei der Gutachtenerstellung nicht erfüllt werden.

6.2.5 Auswirkungen auf den Versicherten

Im vorliegenden Modell des Lebens wird lediglich der Versuch unternommen, die Hauptmerkmale eines komplexen Phänomens darzustellen und auf Beziehungen zwischen den verschiedenen Komponenten des Modells hinzuweisen. Nur zum Zweck der Beschreibung werden die Lebensaktivitäten getrennt und lassen somit eine deutliche Plausibilitätskontrolle in Bezug auf den erforderlichen täglichen Hilfebedarf im Sinne des SGB XI zu.

Ermittlung des Ist-Zustands unvollständig

Der erste Schritt des Pflegeprozesses, die Erhebung des Ist- Zustandes, wird im Formulargutachten nur unvollständig dargestellt. Durch das bloße Ankreuzen und ein Stichwort im Formulargutachten kann die Einschätzung der Fähigkeit, z.B.: sich zu pflegen und sich zu kleiden, nicht erfasst werden. Nach BRi sollen hier die Durchführungsfähigkeiten bewertet werden. Das Formulargutachten erfüllt diese Kriterien nur unzureichend.

Mit den Vorgaben der Schweregrad-Skala nach den Richtlinien des Pflegeversicherungsgesetz wurde der Versuch unternommen, die Aktivitäten des täglichen Lebens zu kategorisieren, damit die Begutachtung vereinheitlich wird.

Durch diese grobe Einschätzung der Aktivitäten des täglichen Lebens wird aber der daraus resultierende Hilfebedarf nicht ersichtlich. Durch eine exakte Erläuterung lässt sich aber die Begründung für einen Hilfebedarf ableiten. Im Formulargutachten wird diese Begründung leider nur in Stichworten erfasst, so dass hier die Gesamtsituation des Pflegebedürftigen nur reduziert dargestellt wird.

Ermittlung des gesamten Hilfebedarfs nicht möglich

Die Beurteilung der Aktivitäten des täglichen Lebens dient laut BRi nicht der Einstufung in die Pflegestufe. Die Einschätzung der Aktivitäten des täglichen Lebens ist aber die Grundlage, um die erforderlichen Maßnahmen zur Erreichung des Pflegezieles, abzuleiten. Sie ist somit Basis für eine Pflegeplanung, die für eine aktivierende Pflege unumgänglich ist. Die aktivierende Pflege[8] ist wiederum im Pflegeversicherungsgesetz gesetzlich (als Pflicht beim Erbringen der Pflegeleistung) vorgeschrieben.

Ergebnis der Prüfung:
Die restriktive Darstellung der Lebensaktivitäten im Formulargutachten lässt eine Gesamtbeurteilung des Hilfebedarfs beim Versicherten nicht zu.

6.3 Individueller Pflegeplan

Im Rahmen der Pflegeversicherung wird ein individueller Pflegeplan erstellt. Der Pflegeplan wird nach pflegefachlicher Auffassung wie folgt definiert:
»Pflegepläne definieren die Substanz, den Kern der Pflegepraxis dadurch, dass sie Ausmaß und Inhalt exzellenter Pflege vorgeben.
Ein Pflegeplan beschreibt, was getan werden soll und wie der Patient von dieser Art der Pflege profitieren soll.
Effektive Pflegepläne identifizieren nicht nur die pflegerischen Aufgaben der Pflegenden, sondern definieren auch die Qualität der Durchführung dieser Aufgaben (Kellnhauser, 1995).«

6.3.1 Formale Anforderungen

Nach dem Pflegeversicherungsgesetz § 18 Abs. 5 hat der MDK der Pflegekasse das Ergebnis seiner Prüfung mitzuteilen und Maßnahmen zur Rehabilitation, Art und Umfang von Pflegeleistungen sowie den individuellen Pflegeplan zu empfehlen.
Die Erstellung eines individuellen Pflegeplanes gehört also zum gutachterlichen Auftrag und ist im Formulargutachten unter Punkt 7. Empfehlungen an die Pflegekasse/individueller Pflegeplan auf der Grundlage der dokumentierten Erhebung, insbesondere zu den funktionellen Einschränkungen, zur Versorgungssituation und zu den Fähigkeiten in Bezug auf die Aktivitäten des täglichen Lebens (ATL) zu erstellen.

Ergebnis der Prüfung:
Die formalen Anforderungen sind also für die Erstellung eines individuellen Pflegeplanes gegeben und entsprechen somit einem konkreten Auftrag durch den Gesetzgeber.

6.3.2 Inhaltliche Anforderungen

Im Formulargutachten nach SGB XI wird der individuelle Pflegeplan mit folgenden Angaben abgefragt:

- Maßnahmen zur Rehabilitation
- Pflegehilfsmittelversorgung
- technische Hilfen – Wohnumfeld
- Art und Umfang der Pflegeleistungen: Unterstützung/Entlastung/Beratung des Antragstellers, der Pflegeperson oder der Pflegeeinrichtung
- mögliche kurative Defizite

Die oben genannten Kriterien entsprechen nicht dem Inhalt einer individuellen Pflegeplanung, die auf Grundlage eines Pflegemodells aufgestellt wird. Der individuelle Pflegeplan kann auf Grundlage eines diagnoseorientierten Stan-

dardpflegeplanes[9], systematisiert nach einer Pflegetheorie, aufgestellt werden. Diese Ausführung unterstützt folgende pflegefachlichen Ausführungen:
»Pflegeplan ist ein schriftliches Dokument, das basierend auf den Pflegebedürfnissen, die Pflegeziele für jeden einzelnen Patienten definiert. Es ist die Grundlage, von der die Durchführung der Pflegeinterventionen abgeleitet werden.
Ein Standardpflegeplan ist eine umfassende Darstellung von möglicherweise auftretenden Problemen/Bedürfnissen des Patienten bei einem bestimmten Krankheitsbild.......
Er erleichtert die schriftliche Pflegeplanung dahingehend, dass er ein Orientierungsschema für die Pflegenden darstellt. Es bleibt Aufgabe der examinierten Pflegeperson, den Standardpflegeplan des einzelnen Patienten zu individualisieren (Kellnhauser, 1992, S. 891–893).«

Ergebnis der Prüfung:
Die inhaltlichen Anforderungen an ein Gutachten sind nicht erfüllt.

6.3.3 Sorgfalt und Verlässlichkeit

Die Angaben, die zu dem individuellen Pflegeplan gemacht werden entsprechen den inhaltlichen Anforderungen nach der BRi in deren genannten Unterpunkten. Jedoch bleibt die Begründung in Bezug auf die ATL's (vgl. 6.3.1) im Formulargutachten unberücksichtigt, obwohl dies von den BRi gefordert wird, aus.
Der wesentliche Unterschied einer individuellen Pflegeplanung zwischen pflegefachlicher Auffassung und Erläuterungen des Pflegeversicherungsgesetzes wurden oben dargestellt.
Der individuelle Pflegeplan nach dem Pflegeversicherungsgesetz und damit seine erprobte Zuverlässigkeit ist somit pflegefachlich in Frage gestellt und findet keine Übereinstimmung mit der Fachmeinung. Der individuelle Pflegeplan im Rahmen der Pflegeversicherung entspricht nicht dem allgemein anerkannten pflegewissenschaftlichen Grundverständnis.
Dies wird für einen Nichtfachmann im Rahmen der Pflegeversicherung nicht deutlich hervorgehoben, so dass der Eindruck entstehen kann, dies sei die fundierte und überprüfte Fachmeinung der Berufsgruppe Pflege.

Pflegeplan entspricht nicht pflegewissenschaftlichem Grundverständnis

Die Erstellung eines Pflegeplanes bleibt nach dem Krankenpflegegesetz[10] der Berufsgruppe der Pflegefachkräfte vorbehalten, weil diese Berufsgruppe dafür speziell ausgebildet wird. Die Berufsgruppe der Ärzte wird in ihrer Ausbildung nicht dazu befähigt, eine Pflegeplanung zu erstellen.
Die Erstellung eines Pflegeplanes durch andere Personen als Berufsangehörige der Pflege steht im Widerspruch mit den gesetzlichen Vorgaben, da nach Grundlage des Krankenpflegegesetzes ausschließlich die Pflegefachkraft dazu ausgebildet ist und im Pflegeversicherungsgesetz auch andere Personenkreise[11] als Gutachter zugelassen sind.

Ergebnis der Prüfung:
Aus diesen Ausführungen geht hervor, dass die Grundsätze der Sorgfaltspflicht und Verlässlichkeit eines Gutachten hier nicht erfüllt sind.

6.3.4 Pflegeplanung im Rahmen einer Lebensaktivität

Hier soll beispielhaft im Rahmen der Lebensaktivität *»Sich sauber halten und kleiden können«* ein Pflegeplan aufgezeigt werden.
Dabei werden hier mögliche Pflegeprobleme, Pflegeziele und Maßnahmen nur zur Lebensaktivität »sich kleiden können« aufgezeigt. So soll verdeutlicht werden, dass verschiedene Maßnahmen

erforderlich werden können, um diesen Teil der Lebensaktivität *»Sich sauber halten und kleiden können«* aufrecht zu erhalten. Individuell werden diese Maßnahmen bei dem Betroffenen nach Erfordernis durchgeführt. Diese Aktivität des täglichen Lebens beinhaltet mehr als nur die Verrichtung: *Ankleiden und Auskleiden.*

6.3.5 Auswirkungen auf den Versicherten

In einem Pflegeplan werden die erforderlichen Maßnahmen zur Erreichung eines Zieles dargestellt. Die genaue Beschreibung der Maßnahmen und die Darstellung des dazu erforderlichen Hilfebedarfs bei den Aktivitäten des

Tabelle 3: Pflegeplanung – »sich kleiden können«

Pflegeproblem	Pflegeziel	Pflegemaßnahmen
Veränderungen z.B. wegen: – *Störungen der Grob- oder Feinmotorik Bewegungs-einschränkungen* – *Schmerzen* – *Interesselosigkeit an seinem Aussehen* ⇒ *kann Veränderungen des eigenen Körpers nicht akzeptieren* – *kann Kleidung nicht selbst auswählen – einkaufen* ⇒ *Farbe/Stil/Passform gefallen nicht* – *Desorientiertheit* – *nicht selbständig an oder ausziehen* ⇒ *Umgang mit Hilfsmitteln*	– *Bewohner (BW) kann sich als Mann oder Frau fühlen* – *BW trägt zu verschiedenen Aktivitäten die entsprechende Kleidung* – *gepflegtes Äußeres* – *BW fühlt sich wohl* – *Kleidung ist bequem* – *kann mit Hilfsmittel umgehen, zieht sich selbst an* – *kann beim Kleidungsverkauf im Hause oder in der Stadt selbst auswählen und einkaufen*	– *Grob und Feinmotorik trainieren (große Knöpfe, Steckspiele, Reißverschlüsse)* – *Kleidungsverschlüsse einüben* – *Hilfsmittel (Schuhanzieher)* – *Information und Beratung über Hilfsmittel und Kleidung* ⇒ *Spezielle Kleidung bei Inkontinenz* – *Hilfestellung oder Anleitung beim An- Auskleiden, evtl. als Pflegeperson ganz übernehmen* – *Druckgeschwüre vermeiden, Haut beobachten* – *Hilfestellung beim Äußeren Erscheinungsbild geben (z.B. großer Spiegel zur Selbstkontrolle)* *Hilfestellung/Anleitung leisten:* ☐ *Beim An,- Um- und Auskleiden* ☐ *Pflege der Kleider* ☐ *Beim Kauf* ☐ *Bei der Reinigung* – *Gewohnheiten ermitteln* ⇒ *Relevanz / modischer/ kultureller/ religiöser Aspekt* ⇒ *Tagkleidung* ⇒ *Nachtkleidung*

Auszug von Häseler; In: Der diagnoseorientierte Pflegeprozeß. Hrsg.: Kellnhauser. Band 3, 1998, S. 31

täglichen Lebens stellen den Gutachterauftrag dar. Im Formulargutachten werden lediglich die Maßnahmen zur Rehabilitation einzeln abgefragt.
Nach den Kommentierungen des Gesetzes sollen die Pflegefachkräfte gerade bei der Aufstellung eines Pflegeplanes und den Ermittlungen der Aktivierungsmöglichkeiten des Pflegebedürftigen ihr berufliches Wissen einbringen (vgl. 1.3), was aber hier nicht erfolgt.

Ergebnis der Prüfung:
Die restriktive Darstellung des individuellen Pflegeplanes lässt eine Gesamtbeurteilung des Hilfebedarfs beim Versicherten nicht zu.
Die Ermittlung des täglichen Hilfebedarfs wird im Formulargutachten hier nicht aufgeführt, so dass der Leser (Versicherte, Richter etc.) hier keinen Überblick über den erforderlichen Hilfebedarf erhält.

6.4 Zeitorientierungswerte

Seit 1997 werden in der Anlage 1 des Formulargutachtens Orientierungswerte zur Pflegezeitbemessung für die in § 14 SGB XI genannten Verrichtungen der Grundpflege aufgeführt.

6.4.1 Formale Anforderungen

In § 2 des Pflegeversicherungsgesetzes wird von der Selbstbestimmung[12] des Pflegebedürftigen ausgegangen.
Das Pflegeversicherungsgesetz hat aber dem im Grundgesetz[13] verankerten Gleichbehandlungsgrundsatz zu entsprechen.
Die formale Anforderung für die Begründung von Zeitkorridoren ergibt sich aus dem § 17 Pflegeversicherungsgesetz, wonach eine einheitliche Rechtsanwendung gemeinsam und einheitlich gefordert wird.
»*Aus der gesetzlichen Verknüpfung von Art und Häufigkeit der Verrichtung mit dem Mindestzeitaufwand für die Pflege folgt zwingend, dass der Zeitaufwand für die notwendige Hilfe bei den einzelnen nach dem Gesetz maßgeblichen Verrichtungen festgestellt werden muss. Das schon nach den Prinzipien des Rechts- und Sozialstaates besonders bedeutsame Gebot der sozialen Gerechtigkeit erfordert dabei eine Gleichbehandlung vergleichbarer Sachverhalte (BRi, Juni 1997, S. 48).*«

Ergebnis der Prüfung:
Die formalen Anforderungen sind also gegeben und entsprechen somit einem konkreten Auftrag durch den Gesetzgeber.

6.4.2 Inhaltliche Anforderungen

Die Zeitkorridore enthalten keine verbindlichen Vorgaben, sie haben nur Leitfunktion. Bei der Festlegung der Zeitkorridore wurde von einer vollständigen Übernahme der Verrichtung (Pflegeleistung) durch eine Laienpflegekraft[14] ausgegangen. Die Vor- und Nachbereitung zu den Verrichtungen stellt eine Hilfeleistung im Sinne des SGB XI dar und ist bei den Zeitorientierungswerten berücksichtigt.
So ist zum Beispiel der Zeitorientierungswert für das Kämmen: 1 bis 3 Minuten; die Ganzkörperwaschung: 20 bis 25 Minuten.

Allerdings hat der Gutachter den Hilfebedarf zu begründen, falls er von den vorgegebenen Zeitkorridoren abweicht. Für die Begründung werden ihm allgemeine Erschwernisfaktoren und allgemeine erleichternde Faktoren vorgegeben.

Erschwernisfaktoren – erleichternde Faktoren

Unter allgemeinen *Erschwernisfaktoren* werden beispielhaft genannt:

- *Körpergewicht über 80 kg*
- *Kontrakturen/Einsteifung großer Gelenke*
- *hochgradige Spastik*

- *Hemiplegien oder Paraparesen*
- *einschließlich unkontrollierte Bewegungen*
- *Fehlstellungen der Extremitäten*
- *eingeschränkte Belastbarkeit infolge schwerer kardiopulmonaler Dekompensation mit Orthopnoe und ausgeprägter zentraler und peripherer Zyanose sowie peripheren Ödemen*
- *Abwehrverhalten mit Behinderung der Übernahme*
- *stark eingeschränkte Sinneswahrnehmung*
- *starke therapieresistente Schmerzen*
- *pflegebehindernde räumliche Verhältnisse*
- *zeitaufwendiger Hilfsmitteleinsatz*

Pflegezeitbemessung erfüllt pflegewissenschaftliche Grundlagen nicht

Es genügt hier die einmalige explizite Begründung des Mehraufwandes.

Unter allgemein **erleichternde Faktoren** werden beispielhaft genannt:

- *Körpergewicht unter 40 kg*
- *Pflegeerleichternde räumliche Verhältnisse*
- *Hilfsmitteleinsatz*

Es genügt hier die einmalige explizite Begründung des Minderaufwandes.
Bei den Erschwernisfaktoren und erleichternden Faktoren wurden Beispiele unbegründet angegeben z.B.: Ein Körpergewicht unter 40 kg ist nur ein erleichternder Faktor, wenn dabei nur an das Heben und das Tragen (Kraftanstrengung) gedacht wird.
Die oben genannten Aufstellungen entsprechen nur in einigen Ansätzen den Möglichkeiten, die Pflegezeit zu begründen oder abzuleiten. Die inhaltlichen Anforderungen sind nicht begründet dargestellt.
Bei der Bemessung des Pflegeaufwandes genügt es nicht, die direkte Pflegeleistung für den Betroffenen in Minuten zu bewerten, sondern die indirekten Pflegeleistungen, die für ihn erbracht werden, z.B. Pflegeplanung und Pflegedokumentation, sind mit aufzunehmen. Die gesamten Nebenaktivitäten wie Verwaltung, Ausbildung oder Kommunikation müssen dem erbrachten Pflegeaufwand zugerechnet werden.

Ergebnis der Prüfung:
Der Gutachter hat unvermeidbare Ungenauigkeiten oder Scheingenauigkeiten zu vermeiden, deshalb sind die inhaltlichen Anforderungen der Pflegezeitbemessung nach den neuesten Erkenntnissen der Pflegewissenschaft nicht erfüllt.

6.4.3 Sorgfalt und Verlässlichkeit

Wieso ein Körpergewicht unter 40 kg ein erleichternder Faktor sein soll, ist nicht nachzuvollziehen. Geht man bei der Mehrzahl der Pflegebedürftigen von erwachsenen und älteren Menschen aus, so wird ein Körpergewicht[15] von unter 40 kg eher zu den Erschwernisfaktoren zählen müssen. Das Untergewicht kann eine erhebliche Schädigung und Funktionseinschränkung im Organsystem verursachen. Der Ernährungs- und Pflegezustand wird z.B. durch die Beeinträchtigung der physischen Unabhängigkeit um ein wesentliches erhöht, um diese Beeinträchtigung auszugleichen und Folgeschäden z.B.: Hautschäden oder Einschränkungen in der Mobilität abzuwenden.
Die Grundlage für die Zeitorientierungswerte im Bereich der Körperpflege, der Ernährung und der Mobilität beruhen nach BRi:
»... auf der mehrjährigen Gutachtertätigkeit erfahrener Pflegefachkräfte und Sozialmediziner. In die Festlegung der Zeitkorridore sind Erkenntnisse aus ca. 3. Mio. Begutachtungen nach dem SGB XI eingeflossen (BRi, Juni 1997, S. 48).«
Hier ist anzumerken, dass die Begutachtungen im Rahmen der Pflegeversicherung seit Januar 1995 durchgeführt

werden. Das heißt: *Die mehrjährige Erfahrung*, von der in der neuesten Fassung der BRi[16] vom 21. März 1997 die Rede ist, umfasst streng genommen **zwei Jahre** und **einundzwanzig Tage**, wenn die erwähnte Untersuchung am gleichen Tag abgeschlossen wurde. Im Rahmen der BRi weisen leider keine Angaben auf eine wissenschaftliche Untersuchung hin. Es stellt sich hier die Frage, ob die Erkenntnisse und Schlussfolgerungen durch ein Problemlösungsverfahren[17] oder durch eine Forschung[18] ermittelt wurden.
Da eine Befristung für die Anwendung der Zeitorientierungwerte bis zum 31. Dezember 1999 vereinbart wurde, kann hier mit überwiegender Wahrscheinlichkeit von einem Problemlösungsverfahren ausgegangen werden. Es wurde eine rasche Lösung für die in den Fachzeitschriften immer wieder aufgeführten unterschiedlichen Begutachtungsergebnissen der Gutachter im Rahmen des Pflegeversicherungsgesetzes geschaffen.
Außerdem wird beschrieben, dass die Erkenntnisse aus ca. drei Millionen Begutachtungen eingeflossen sind. Jedoch haben bis zum 30. Juni 1997 nur ca. 1,7 Millionen Versicherte Leistungen nach dem SGB XI erhalten und über zwei Millionen Bürgerinnen und Bürger wurde die Leistung entsagt. Hier wird vorausgesetzt, dass der erforderliche Hilfebedarf nach SGB XI zur Anerkennung einer Pflegestufe nicht gegeben war. Das heißt aber auch, dass mehr als zwei Millionen Erhebungen (Erkenntnisse) von Bürgerinnen und Bürger »in vitaler und in guter körperlicher Verfassung« in die Zeitorientierungswerte mit aufgenommen wurden.

Ergebnis der Prüfung:

Die Zeitorientierungwerte, die Zeitkorridore, sind nicht fachmännisch, nicht sorgfältig und vor allem nicht nach wissenschaftlicher Methode vorgetragen. Die Vorgaben der Zeitwerte in den Zeitkorridoren entsprechen als Instrument nicht dem Sorgfalts- und Verlässlichkeitsprinzip, um sachkundige zuverlässige Schlussfolgerungen in einem Gutachten aufzubauen.

6.4.4 Auswirkungen auf den Versicherten

Hier wird eine Zeitbemessung des Hilfebedarfs festgelegt, der jegliche fundierte Grundlage fehlt. Die Kategorisierung gibt für den Pflegebedürftigen sehr wenig Zeit vor, um bei ihm die individuellen erforderlichen Hilfen durchführen zu lassen.
Wenn der Gutachter nicht eine geeignete Begründung vorbringen kann wird der Hilfebedarf auf ein Minimum reduziert, obwohl die Zeitkorridore nur als »Leitfunktion« gedacht waren. Die konkreten Handlungen und Begründungen werden im Formulargutachten nicht aufgeführt. Auch hier ist für den Versicherten nicht ersichtlich, wie und warum dieses Ergebnis zustande gekommen ist. Gleichzeitig können bei dieser Vorgehensweise die erforderlichen Pflegeminuten verändert dargestellt werden und somit kann eine Eingruppierung in die notwendige Pflegestufe falsch durchgeführt werden.
Hier ist anzumerken, dass die Bewertung der hauswirtschaftlichen Versorgung in Minuten geschätzt wird. Diese Bewertung hat aber keinen Einfluss auf die Feststellung der Pflegebedürftigkeit und Festlegung der Pflegestufen. In der Begutachtungspraxis wird vom Medizinischen Dienst der Krankenkassen der Anteil der hauswirtschaftlichen Versorgung mit mindestens 45 Minuten täglich angenommen, ohne die tatsächliche Zeit zu überprüfen. Bei der Feststellung der Pflegestufe (§ 15 Pflegeversicherungsgesetz) sind aber die Hilfen bei

der Versorgung der Hauswirtschaft Voraussetzung zur Einstufung in eine Pflegestufe. In der BRi wird in allen drei Pflegestufen dieser Hilfebedarf mit 45 Minuten täglich festgelegt und mit der Gesamtzeit des pflegerischen Hilfebedarfs summiert, um auf die festgelegten Minutenwerte für die Pflegestufen[19] zu kommen.

Ergebnis der Prüfung:

Die Festlegung der Minutenwerte (innerhalb der Zeitkorridore) kann zu einer falschen, niedrigeren Eingruppierung der Pflegestufe führen und damit zu einer Minderung des erforderlichen Leistungsbezug. Durch eine Fehleinschätzung kann es sogar zu einer Leistungsentsagung (Pflegegeld) kommen, wenn z.B. der tägliche, gewöhnliche pflegerische Hilfebedarf unter 45 Minuten täglich erhoben wird.

6.4.5 Andere Methoden zur Messung des Pflegeaufwandes

In der Literatur sind einige Methoden zur Pflegezeitbemessung beschrieben, die in verschiedensten Einrichtungen erprobt wurden. Dabei werden z.B. direkte und indirekte Pflegeleistungen dem Pflegeaufwand zugerechnet. Warum der Gesetzgeber sich nicht einer erprobten Erhebungsmethode bedient, bleibt unerklärlich.

Vier Methoden zur Pflegezeitbemessung: PAS, BAK, Rhys-Hearn, RAI

Hier sollen nur vier Methoden kurz genannt werden und auf die Anwendbarkeit im Rahmen der Pflegeversicherung überprüft werden.

6.4.5.1 Pflegeabhängigkeitsskala – PAS –

Die Pflegeabhängigkeitsskala (PAS) ist die deutsche Adaption der VZA-schaal von Buist, G. A. H.; Dassen, Th. W. N.; Dijkstra, A. (1994), Universität Groningen, Niederlande. Hierbei handelt es sich um ein Verfahren zur Beurteilung der Pflegeabhängigkeit, das in den Niederlanden entwickelt wurde. Inzwischen wurde dieses Instrument in England, Norwegen, Kanada und Italien erprobt und eingesetzt. Die Beurteilung des Schweregrades der Pflegeabhänigigkeit von älteren Bewohner wird in einer fünfstufigen Skala von »selbstständig« bis »vollständig abhängig« erfasst.

Fazit:

Dieses Instrument (PAS[20]) entspricht den wissenschaftlichen Kriterien. Da es in der Ausführung keiner besonderen Anleitung bedarf, kann es sofort eingesetzt werden. **Vorteil:** Minimaler Zeitaufwand.

6.4.5.2 BAK-System

Bei diesem System werden drei Elemente untersucht:

B = Bewohner	Bedarf (Betreuungs- und Pflegebedarf)
A = Arbeit	Arbeitsanalyse
K = Kosten	Kostenrechnung und Ausweis der Kosten pro Leistungseinheit

Beim *Bewohner – Bedarf* werden z.B. Gehfähigkeit, Ernährung, Grundpflege, Behandlungspflege, Kommunikation, Tagesrhythmus nach vorgegebenen Punkten bewertet und nach Anstufung in die verschiedenen Gruppen von 0 bis 3 zugeordnet.

Bei der *Arbeitsanalyse* werden die Tätigkeiten analysiert, wobei untersucht wird »Was – Wer – Wo – Wieviel« leistet.

Bei der *Kostenrechnung* und Ausweis der Kosten pro Leistungseinheit werden die entstandenen Kosten in allgemeine Kostenstellen und Hauptkostenstellen untergliedert. Somit können Leistungseinheiten kalkuliert werden.

Fazit:
Für die Ermittlung der Pflegeleistungen (im Rahmen der Pflegeversicherung) und deren Kosten ist dieses Messungsinstrument (BAK-System[21]) geeignet. Es kann den effizienten Einsatz der vorhandenen Kräfte und Mittel für eine optimale Betreuung fördern. Somit dient diese Erhebung auch dem Wirtschaftlichkeitsgebot der Pflegeversicherung.

6.4.5.3 Rhys Hearn Methode

Die australische Rhys Hearn (oder »Klientenzustands-«) Methode verfolgt eine Vielfalt von Zielen:

- Feststellung der Abhängigkeit der Heimbewohner und Ermittlung des Arbeitsaufwandes;
- Bewertung der Funktionsweise der Alters- und Pflegeheime;
- Messung der Angemessenheit der in diesen Einrichtungen erbrachten Leistungen;
- Analyse des Umfelds der Klienten;
- Feststellung der institutionellen Faktoren, die die Betreuung im Bereich der Geriatrie beeinflussen.

Fazit:
Die Rhys Hearn Methode[22] ist im Rahmen der Pflegeversicherung geeignet, die Ermittlung des Pflegeaufwandes festzustellen. Gleichzeitig bietet dieses System Möglichkeiten, die Qualitätssicherung sowie den Grad der Verwirklichung gewisser gesundheitspolitischer Ziele zu ermitteln.

6.4.5.4 Resident Assessment Instrument – RAI –

Es handelt sich um ein systematisches Instrument zur Evaluation des Zustandes von Alters- und Pflegeheimbewohnern. Dabei werden die Bedürfnisse und Fähigkeiten der Klienten umfassend bewertet und können als Grundlage zur Pflegeplanung dienen.

Fazit:
Dieses Instrument (RAI[23]) kann im Rahmen der Pflegeversicherung sofort zur Ermittlung des Hilfebedarfs eingesetzt werden. Die erneute Erhebung kann z.B. bei Wiederholungsgutachten die Pflegeabhängigkeit und den Verlauf der Pflegebedürftigkeit ermitteln. **Nachteil:** Diese Erhebung erfordert einen hohen zeitlichen Aufwand.

6.5 Erhobene pflegebegründende Befunde

Eine eigene Untersuchung ist nach SGB XI vorgesehen. Während dieser Untersuchung hat der Untersucher eine, wie auch immer geartete, suggestive Beeinflussung des dafür in seiner Situation hoch empfindlichen Versicherten zu vermeiden.

6.5.1 Formale Anforderungen

Nach § 18 Verfahren zur Feststellung der Pflegebedürftigkeit (Abs. 2) hat der Medizinische Dienst den Versicherten in seinem Wohnbereich zu untersuchen. Die Untersuchung im Wohnbereich des Pflegebedürftigen kann nur in Ausnahmefälle unterbleiben, wenn das Ergebnis der medizinischen Untersuchung auf Grund einer eindeutigen Aktenlage bereits feststeht.

Mitwirkungspflicht des Leistungsempfängers

Im Pflegeversicherungsgesetz werden die Folgen für den Versicherten aufgezeigt, wenn der Versicherte nicht mit der Untersuchung einverstanden ist.[24]
Die Mitwirkungspflicht des Leistungsempfängers ist gleichzeitig im Ersten Sozialgesetzbuch (Allgemeiner Teil) unter dem Dritten Teil – Mitwirkung des Leistungsempfängers – für alle Sozialleistungen gesetzlich geregelt.[25]

Ergebnis der Prüfung:
Die formalen Anforderungen, die an ein Gutachten gestellt werden, sind erfüllt.

6.5.2 Inhaltliche Anforderungen

Folgende Punkte müssen bewertet werden:

Allgemeinbefund:
Nach den Richtlinien des Pflegeversicherungsgesetzes sollen hier Angaben gemacht werden über Allgemeinzustand, Ernährungskräfte, Pflegezustand und die Hautbeschaffenheit soll beschrieben werden. Die vorgegebenen Klassifikationen mit – gut, mäßig, deutlich reduziert – lassen nur eine grobe Darstellung des Allgemeinbefundes zu.

Funktionelle Einschränkungen oder Schädigungen der einzelnen Organsysteme:
Auf der Grundlage der dokumentierten Befunde wird eine globale Einschätzung der Einschränkungen nach den Schweregraden – keine, mäßig, schwer und Funktionsausfall – durchgeführt. Beurteilt werden der Stütz- und Bewegungsapparat, die inneren Organe, die Sinnesorgane, die ZNS und die Psyche.

Pflegebegründende Diagnosen nach ICD:
Nach den Richtlinien des Pflegeversicherungsgesetzes sollen hier klinische Diagnosen angegeben werden, die Pflegebedürftigkeit begründen und die keine Pflege begründen, jedoch bei eventueller Therapie und Rehabilitationsmaßnahmen von Bedeutung sind.
Hier sind keinesfalls Pflegediagnosen gemeint. Die grundlegenden Elemente einer Pflegediagnose sind: Problem, Ursache und Charakteristika (Ätiologie).

Inhaltliche Anforderungen unvollständig

Fähigkeiten in Bezug auf die Aktivitäten des täglichen Lebens (ATL):
Die Einschätzungsskala für Fähigkeiten in Bezug auf die Aktivitäten des täglichen Lebens finden in der Begutachtungsanleitung eine restringierte Einstufungsskala mit den folgenden Kategorien: Selbstständig, bedingt selbstständig, teilweise unselbstständig und unselbstständig. Diese Kategorien bilden eine grobe Darstellung, die in jedem individuellen Fall einer genauen Erläuterung bedürfen.

Ergebnis der Prüfung:
Die inhaltlichen Anforderungen zur Erstellung eines Sachverständigengutachtens sind, wie oben und im Verlauf der Arbeit gezeigt, unvollständig und lassen nur eine Teilbewertung der Pflegebedürftigkeit einer Person zu.

6.5.3 Sorgfalt und Verlässlichkeit

Die groben Klassifizierungen wie gut, mäßig, deutlich reduziert und schwer werden im Rahmen der BRi grob erläutert. Die Begriffe werden aber nicht so präzisiert, dass der durch den Begriff bezeichnete Sachverhalt erfasst werden kann oder durch die Angabe der Indikatoren (messbare Ergebnisse), die den betreffenden Sachverhalt anzeigen, ermittelt werden kann.
Das Gleiche gilt für die Unterteilung der ATL in – selbstständig, bedingt selbstständig, teilweise unselbstständig und unselbstständig.
Die Beurteilung der Aktivitäten des täglichen Lebens sind auch die einzigen erhobenen pflegebegründenden Befunde, die dann bei der Beurteilung der Pflegebedürftigkeit ausgeschlossen werden. Aber gerade die ATL's, vorausgesetzt sie werden fachmännisch und vollständig eingesetzt, sind in der Pflegepraxis erprobt und bilden eine Pflegetheorie, die über Jahre hinweg entwickelt wurde.

Ergebnis der Prüfung:
Die Anforderungen der Sorgfaltspflicht und der Zuverlässigkeit an ein Gut-

achten werden hier nicht erfüllt, da nicht auf allgemein anerkannte und zuverlässige Beschreibungen bei der Erhebung der pflegebegründenden Diagnosen zurückgegriffen wird. Somit ist eine fachmännische, zuverlässige und gewissenhafte Schlussfolgerung nicht aufzubauen.
Nachfolgend werden beispielhaft einige Unterpunkte hierzu erklärt.

6.5.3.1 Medizinische Diagnosen

Im Formulargutachten werden die pflegebegründeten Diagnosen von den medizinischen Diagnosen nach ICD abgeleitet. Die Aufzählung der medizinischen Diagnose sagt aber noch nichts über den tatsächlichen pflegerischen Hilfebedarf aus. So können z.B. bei der Diagnose »Multiple Sklerose« im Krankheitsverlauf und in den verschiedenen Stadien unterschiedliche Auswirkungen bei einer betroffenen Person auftreten. Durch verschiedenste, mit der Krankheit verbunden Schädigungen, können individuell Störungen auftreten oder auch unterbleiben. Es kann also pflegerischer Hilfebedarf in verschiedenem Ausmaß bestehen oder der Betroffene kann die gegebenen Störungen selbst kompensieren.

Ergebnis der Prüfung:
Die medizinische Diagnosen sind nicht geeignet, den genauen pflegerischen Hilfebedarf abzuleiten.

6.5.3.2 Medikamentöse Versorgung

Nach den Begutachtungsrichtlinien ist die aktuelle medikamentöse Therapie und Besonderheiten zu erfragen. Gegebenenfalls ist die Dosierung zu erfragen.
Vom Medizinischen Dienst der Krankenkassen werden hier sehr häufig nur die Medikamente aufgeführt, nicht aber die verordnete Dosierung. Die Dosierung der Medikamente gibt aber Auskunft über die Abhängigkeiten oder die Auswirkungen bei einer Erkrankung.
Das Gleiche gilt für die Bedarfsmedikation, die vom MDK in den meisten Fällen gar nicht erfasst wird. Die Einnahme der Bedarfsmedikation des Versicherten gibt aber auch Auskunft über wiederkehrende Störungen bzw. zusätzliche Erkrankungen, die den pflegerischen Hilfebedarf verändern können.
Die Erfassung der genauen Dosierung der Medikamente ist unbedingt erforderlich. Gleichzeitig muss die Wirkungskontrolle der Medikamente, die nur von einer Fachkraft erhoben werden kann, beurteilt werden.

Ergebnis der Prüfung:
Im Formulargutachten wird die medikamentöse Versorgung unzureichend dokumentiert.

6.5.3.3 Allgemeinbefund

Nach den BRi ist der Allgemeinbefund mit der Beschreibung *gut*, *mäßig* oder *deutlich reduziert* zu kategorisieren. Diese Erhebung soll nach BRi Grundlage zu Erfolgsaussichten von Rehabilitationsmaßnahmen sein.
Die Erhebung des allgemeinen Gesundheits- oder Krankheitszustandes wird hier verbunden mit der Einschätzung der Leistungsfähigkeit. Weil diese Einschätzung so global beschrieben wird, hat sie kaum Aussagewert über die Rehabilitationsfähigkeit des Versicherten.

Globale Einschätzungen ohne großen Aussagewert

Ergebnis der Prüfung:
Zur Erstellung eines Gutachtens sind diese Angaben nicht differenziert genug, um Erkenntnisse abzuleiten.

6.5.3.4 Generalisierte, sensorische und andere Schädigungen

Wichtige Schädigungen werden ausgeklammert

Im Rahmen der Pflegeversicherung werden die funktionellen Einschränkungen oder Schädigungen der einzelnen Organsysteme erhoben. Beurteilt werden der Stütz- und Bewegungsapparat, die inneren Organe, die Sinnesorgane, die ZNS und die Psyche.
Hierbei werden gemäß den Grundlagen der »Internationale(n) Klassifikation der Schädigungen, Fähigkeitsstörungen und Beeinträchtigungen (International Classification of Impairments, Disabilities, and Handicaps = ICIDH)« einige wichtige generalisierte, sensorische und andere Schädigungen in der Beurteilung der Pflegebedürftigkeit im Formulargutachten ausgeklammert.
Damit das Ausmaß dieser unberücksichtigten Punkte klar wird, werden nachfolgend diese Schädigungen aufgelistet.

Unter *generalisierter* Schädigung sind nach ICIDH folgende Schädigungen einzuordnen:

- Multiple Schädigungen spezieller Sinne
- Schwere Schädigung der Kontinenz
- Übermäßige Anfälligkeit von Traumen
- Stoffwechselschädigung
- Andere generalisierte Schädigung z.B.: Herzschrittmacher

Unter *sensorischer* Schädigung sind folgende Schädigungen einzuordnen:

- Schädigung des Kopfes
- Schädigung des Rumpfes
- Schädigung der oberen Extremitäten
- Andere sensorische Schädigung z.B.: Dauerschmerz oder Jucken

Unter *andere* Schädigung sind folgende Schädigungen einzuordnen:

- Bestehende Schwangerschaften[26]
- Gangrän
- Andere

Ergebnis der Prüfung:
Die Ermittlung der generalisierten, sensorischen und andere Schädigungen ist für die Erfassung des Gesamtbildes der Pflegebedürftigkeit unabdingbar, weil bei diesen Schädigungen pflegerischer Hilfebedarf entstehen kann. Das Formulargutachten erfüllt diese Kriterien nicht.

6.5.3.5 Orientierung

Das Formulargutachten klassifiziert die Desorientierung zum Ort, zur Zeit und zur eigenen Person.
Dass Orientierung genauer zu erheben ist, zeigt die Definition der Orientierung nach ICIDH (Matthesius, 1995, S. 393):
»Orientierung ist die Fähigkeit der Person, sich in ihrer Umgebung zu orientieren (inklusive der Wechselwirkung mit der Umgebung).

Inklusive:
Rezeption von Signalen aus der Umgebung (z.B. durch Sehen, Hören, Riechen und Fühlen), Verarbeitung der Signale und Reaktion auf diese; Folgeerscheinungen von Fähigkeitsstörungen in Verhalten und Kommunikation sowie inklusive der Bereiche des Sehens, Hörens, Fühlens, Sprechens sowie der Verarbeitung dieser Funktion durch das Gedächtnis.

Exklusive:
Reaktion auf Rezeption und Verarbeitung von Signalen aus der Umgebung, die sich als Beeinträchtigung erweisen bezüglich der Selbstversorgung (Beeinträchtigung der physischen Selbstversorgung, 2) des Ausweichens vor physischen Gefahren (Beeinträchtigung der Mobilität, 3), des Verhaltens in spezifischen Situationen (berufliche Beeinträchtigung, 4) und des Verhaltens gegenüber anderen (Beeinträchtigung der sozialen Integration, 5)«

Im Formulargutachten wird auch nicht auf die Kategorien wie:
Voll orientiert, voll kompensierte Störung der Orientierung, intermittierende Orientierungsstörung, teilweise kompensierte, mäßige, schwere Störung der Orientierung, sowie den Orientierungsverlust und der Desorientierung bis zur Bewusstlosigkeit eingegangen.

Ergebnis der Prüfung:
Im Formulargutachten werden die Orientierung und die durchschnittliche Wachheit des Bewusstseins getrennt betrachtet. Für die Beurteilung des Hilfebedarfs ist die differenzierte Angabe der Orientierung unerlässlich, weil nur dann die Orientierung des Versicherten und der daraus resultierende Hilfebedarf beurteilt werden kann.

6.5.4 Auswirkungen auf den Versicherten

Die pflegebegründenden Diagnosen werden im Formulargutachten auf die medizinischen Diagnosen reduziert. Die tatsächlichen Schädigungen werden nicht formuliert. Die Ableitung der Fähigkeitseinschränkungen des Versicherten bleibt aus. Die ganzheitliche Beurteilung des Versicherten ist, wegen der unvollständigen Erhebung im Formulargutachten, nicht möglich.

Ergebnis der Prüfung:
Bei einer restriktiven Erhebung kann als Folge eine fehlerhafte oder falsche Beurteilung des täglichen, gewöhnlichen, pflegerischen Hilfebedarfes geschehen und somit zu einer falschen Eingruppierung der entsprechenden Pflegestufe führen.

6.5.5 Andere pflegebegründende Diagnosen

Es stellt sich nun die Frage, ob andere Mittel zur Verfügung stehen, die die Pflegebedürftigkeit besser beschreiben und ableiten lassen. Hier soll nun die Anwendbarkeit der Pflegediagnosen im Rahmen der Pflegeversicherung geklärt werden. Danach wird ausführlich die Internationale Klassifikation der Schädigungen, Fähigkeitsstörungen und Beeinträchtigungen (International Classification of Impairments, Disabilities, and Handicaps = ICIDH) vorgestellt und auf die Anwendung im Rahmen des Pflegeversicherungsgesetz geprüft.

6.5.5.1 Pflegediagnosen

Die Pflegediagnosen unterscheiden die Pflegepraxis von der Medizin. Medizinische Behandlung zielt ab auf die Pathologie der Erkrankung und ihrer Heilung, während die Pflege die menschlichen Reaktionen auf die Erkrankung zum Mittelpunkt hat. Die Pflege bezieht sich dann auf die Einzigartigkeit der Person, bezieht die Umwelt mit ein und beurteilt den Gesundheitszustand der Person. Nach der Erhebung der Pflegeanamnese, der laufenden Patientenbeobachtung, können individuelle Fähigkeiten und Probleme entdeckt und begründet werden. Die Auswertung der erhobenen Daten führt zur Festlegung einer Pflegediagnose.

Pflegediagnose: Grundlage für die Auswahl von pflegerischen Interventionen

Pflegediagnosen wurden von der Nordamerikanischen Pflegediagnosenvereinigung (NANDA) erarbeitet und werden von der Amerikanischen Pflegevereinigung (ANA) unterstützt und wie folgt definiert:
»Eine Pflegediagnose stellt eine klinische Beurteilung der Reaktion eines Individuums, einer Familie oder einer Gemeinde auf aktuelle oder potentielle Gesundheitsprobleme/Lebensprozesse dar. Pflegediagnosen bilden die Grundlage für die Auswahl von pflegerischen Interventionen, um die aufgestellten Ziele und erwünschten Pflegeergebnisse zu erreichen, wofür die

Pflegeperson verantwortlich ist (NANDA, 1990; In Gordon, 1994, S. 16).«
Die pflegebegründenden Diagnosen nach SGB XI und die Ableitung der Pflegebedürftigkeit kann mit Pflegediagnosen begründet werden. Die Pflegediagnosen sind aus pflegefachlicher Sicht ein international akzeptiertes Klassifikationssystem und entsprechen dem heutigen pflegewissenschaftlichen Stand.

Ergebnis der Prüfung:

Pflegediagnosen: ungewohnte Einschätzungskriterien

Die Umsetzung erscheint zum heutigen Zeitpunkt noch nicht möglich, denn einerseits sind die Pflegediagnosen in der Bundesrepublik Deutschland noch sehr unbekannt und andererseits ist das Pflegepersonal in den meisten Einrichtungen ungeübt in deren Einschätzung und Zuordnung. Der Einsatz der Pflegediagnosen wird innerhalb der Berufsgruppe diskutiert und kritisiert. Deshalb ist es zum heutigen Zeitpunkt (bei den derzeitigen Richtlinien der Pflegeversicherung) nicht ratsam, die Pflegediagnosen im Rahmen der Begutachtung nach dem SGB XI aufzuführen.

6.5.5.2 Klassifikation der Schädigungen, Fähigkeitsstörungen und Beeinträchtigungen

In den Richtlinien der Spitzenverbände der Pflegekassen zur Begutachtung von Pflegebedürftigkeit nach dem XI. Buch des Sozialgesetzbuches bleiben leider die heutigen Einschätzungsskalen und Bewertungen von funktionellen Einschränkungen oder Schädigungen oder Fähigkeitsstörungen unberücksichtigt. 1980 wurde von der Weltgesundheitsorganisation (WHO) erstmalig eine internationale Klassifikation der Schädigungen, Fähigkeitsstörungen und Beeinträchtigungen (ICIDH) festgelegt. Das Ziel ist dabei eine umfassende Bewertung der individuellen gesundheitlichen Probleme sowie die Einschätzung der Betreuungswirksamkeit zu ermöglichen. Die Klassifikation (ICIDH) war notwendig geworden, weil die internationale Klassifikation der Krankheiten, Verletzungen und Todesursachen (ICD) nur begrenzte Hilfe beim Erfassen des betroffenen Menschen als biopsychosoziales Wesen darstellt.

»Als zentrale Zielvorstellung und zugleich Paradigma wird die Arbeit an der Folgeerscheinung von Krankheit in den Mittelpunkt aller rehabilitativen Bemühungen gestellt. Die Auswirkungen der Krankheit und Behinderung als Gegenstand der Rehabilitation zielen auf die Aufhebung der Störung in der Beziehung zwischen Individuum und Umwelt. Dabei beziehen sich die ›funktionellen Einschränkungen/Fähigkeitsstörungen‹ (disabilities) auf Aktivitäten, die der Betreffende nicht so ausführen kann, wie die Umwelt es als normal für die Menschen ansieht. ›Soziale Beeinträchtigungen‹ (handicaps) entstehen immer dann, wenn der Betroffene nicht in der Lage ist, den Rollenanforderungen seiner sozialen Umwelt nachzukommen (Steinke; In: ICIDH, 1995, Seite 2).«

Beim Erarbeiten der ICIDH stand eine einheitliche Sprache zur Verständigung unter allen Rehabilitationsprofessionen wie Diagnostik, Behandlungen und Pflege von Menschen, Beurteilung der Arbeitsfähigkeit sowie der Behandlungsergebnisse im Vordergrund. Mit der Zusatzklassifikation zum ICD beschreibt ICIDH eine dreidimensionale Gesundheitsstörung für den interdisziplinären Bereich (Gebrauch).
Dabei werden drei Ebenen unterschieden:

- Die Ebene der Störungen der biologischen und/oder psychischen Struktur und Funktion = »Schädigung« (auch Schadensmuster, in der eng-

lischsprachigen Originalfassung der WHO als »Impairment« bezeichnet.
- Die Ebene der Störung der Fähigkeiten der betroffenen Person zur Ausführung zweckgerechter Handlung – Fähigkeitsstörung »Disability« (nach der Originalfassung).
- Auf der Ebene der Störung der sozialen Stellung oder Rolle der betroffenen Person und ihrer Fähigkeit zur Teilnahme am gesellschaftlichen Leben – »(soziale) Beeinträchtigung« – in der englischen WHO-Version als »Handicap« benannt.

»Dabei kann die erforderliche Gesamtsicht einer Krankheit bzw. Behinderung nur stattfinden, wenn die WHO-Definition zugrunde gelegt wird. Danach ist zwischen der Schädigung (Impairment), den aus dem Gesundheitsschaden folgenden Fähigkeitsstörungen (Disability) und den aus der funktionellen Einschränkung verbundenen Beeinträchtigungen in der Teilhabe am beruflichen und gesellschaftlichen Leben (Handicap) zu unterscheiden.
Daraus folgt: Die Rehabilitation darf nicht auf einzelne Maßnahmen beschränkt sein, sondern sie muß die Gesamtheit der Bemühungen unter Einschluss der Maßnahmen auf medizinischen, beruflichen, sozialen, pädagogischen und anderen Sektoren umfassen. Benötigt wird dabei die Integration von ärztlicher, pflegerischer, physiotherapeutischer und psychotherapeutischer Versorgung unter Einschluss der Sozialarbeit. Die Rehabilitation hat das Ziel, eine umfassende Integration in Arbeit, Beruf und Gesellschaft sicherzustellen. Rehabilitation umfasst somit alle Maßnahmen, die darauf abzielen, Schädigungen und daraus resultierende Fähigkeitsstörungen und Beeinträchtigungen zu reduzieren und die Behinderten auch zur sozialen Integration zu befähigen. Leider sieht die Realität anders aus (Grigoleit/Wenig; In: ICIDH, 1995, S. 18).«

Nachfolgend werden hier die Schädigung, die Fähigkeitsstörung, die Beeinträchtigung und deren Zusammenhänge erklärt, weil diese für eine Gutachtenerstellung zur Feststellung der Pflegebedürftigkeit besondere Bedeutung hat.

Schädigung

Definition:
»Im Zusammenhang mit der Beschreibung des Gesundheitszustandes stellt eine Schädigung einen beliebigen Verlust oder eine Normabweichung in der psychischen und physiologischen oder anatomischen Struktur oder Funktion dar.

Charakteristika:
Eine Schädigung ist charakterisiert durch Verluste oder Normabweichungen, die zeitweise oder ständig bestehen können und umfasst die Existenz oder das Auftreten einer Anomalie, des Defekts oder Verlusts eines Gliedes, Organs, Gewebes oder einer anderen Körperstruktur einschliesslich des Systems der geistigen Funktionen. Schädigungen stellt die Exteriorisation eines pathologischen Zustandes dar und spiegelt im Prinzip Störungen auf der Organebene wider (ICIDH, 1995).«

Hier sollen die Klassifikationen mit ihrer ersten Untergliederung aufgezeigt werden (Tab. 4).

Fähigkeitsstörung

Definition:
»Im Zusammenhang mit der Beschreibung des Gesundheitszustandes ist eine Fähigkeitsstörung jede Einschränkung oder jeder Verlust der Fähigkeit (als Folge einer Schädigung), Aktivitäten in der Art und Weise oder in dem Umfang auszuführen, die für einen Menschen als normal angesehen werden.

Charakteristika:
Eine Fähigkeitsstörung ist durch ein Übermaß oder Defizit in der Ausübung

üblicher Weise erwarteten Handlungen und Verhaltensweisen charakterisiert, das zeitweise oder ständig reversibel oder irreversibel und fortschreitend oder rückläufig sein kann. Fähigkeitsstörungen können direkt durch eine Schädigung oder als individuelle, insbesondere psychisch geprägte Reaktion auf eine physische, sensorische oder andere Schädigung entstehen. Fähigkeitsstörung stellt die Objektivierung einer Schädigung dar, als solche widerspiegelt sie Störungen auf der Ebene der Person.
Eine Fähigkeitsstörung betrifft Fähigkeiten in Form komplexer Aktivitäten und Verhaltensweisen, die allgemein als unerlässlich notwendige Komponenten des täglichen Lebens angesehen werden (ICIDH, 1995).«

Beeinträchtigung

Definition:
»Im Zusammenhang mit der Beschreibung des Gesundheitszustandes ist eine Beeinträchtigung eine sich aus einer Schädigung oder Fähigkeitsstörung ergebende Benachteiligung einer betroffenen Person, die Erfüllung einer Rolle einschränkt oder verhindert, die (abhängig von Geschlecht, Lebensalter sowie sozialen und kulturellen Faktoren) für diese Person normal ist.
Charakteristika:
Beeinträchtigung betrifft die Bedeutung, die der Situation einer Person beigemessen wird, wenn diese von der Norm abweicht. Sie ist gekennzeichnet durch eine Diskrepanz zwischen der Leistung und dem Zustand der Person und den diesbezüglichen

Tabelle 4: Klassifikation der Schädigungen nach ICIDH

1.	Intellektuelle Schädigungen	• Schädigung der Intelligenz (10–14) • Schädigung des Erinnerungsvermögens (15–16) • Andere intellektuelle Schädigungen (19)
2.	Andere psychische Schädigungen	• Schädigung des Bewusstseins und des Wachzustandes (20–22) • Schädigung der Perzeption und Aufmerksamkeit (23–24) • Schädigung der emotionalen und Willlensfunktionen (25–28) • Schädigung des Verhaltensmusters (29)
3.	Sprachschädigungen	• Schädigung der Sprachfunktionen (30–34) • Schädigung des Sprechens (35–39)
4.	Ohrschädigungen	• Schädigung des Hörsinns (40–45) • Andere Schädigung des Hörsinns und des Ohres (46-49)
5.	Augenschädigungen	• Schädigungen der Sehschärfe (50–55) • Andere Seh- und Augenschädigungen (55–58)
6.	Viszerale Schädigungen	• Schädigungen der inneren Organe (60–66) • Schädigung anderer spezifischer Funktionen (67–69)
7.	Skelettschädigungen	• Schädigung der Kopf- und Halsregion (70) Mechanische und motorische Extremitätenschädigung (71–74) • Defekte von Extremitäten (75–79)
8.	Entstellende Schädigungen	• Entstellung der Kopf- und Rumpfregion (80–83) • Entstellungen von Extremitäten (84–87) • Andere entstellende Schädigungen (88–89)
9.	Generalisierte, sensorische und andere Schädigungen	• Generalisierte Schädigungen (90–94) • Sensorische Schädigungen (95–98) • Andere Schädigungen (99)

Erwartungen der Person selbst oder ihrer Bezugsgruppe. Somit stellt Beeinträchtigung die Sozialisation einer Schädigung oder Fähigkeitsstörung dar und spiegelt die kulturellen, sozialen und ökonomischen Folgeerscheinungen für die Person und ihre Umwelt wider, die sich aus dem Vorliegen von Schädigung und Fähigkeitsstörung ergeben.
Benachteiligung ergibt sich aus unzureichender oder fehlender Fähigkeit der Person, den Erwartungen oder Normen ihrer Umwelt zu entsprechen. Somit tritt eine Beeinträchtigung dann auf, wenn die Fähigkeit zur Aufrechterhaltung dessen, was als ›Überlebensrollen‹ ... bezeichnet werden könnte, gestört ist.

Klassifikation:
Es ist wichtig, zu erkennen, dass die Beeinträchtigungsklassifikation weder eine Taxonomie der Benachteiligung noch eine solche von Personen ist. Sie ist vielmehr eine Klassifikation von Umständen, in denen sich Menschen mit Fähigkeitsstörungen wahrscheinlich befinden. Umstände, die solche Personen im Hinblick auf die Normen der Gesellschaft gegenüber ihren Mitmenschen benachteiligen (ICIDH, 1995).«

Tabelle 5: Klassifikation der Fähigkeitsstörungen nach ICIDH

1.	Fähigkeitsstörungen im Verhalten	• Fähigkeitsstörungen in der Bewußtheit (10–16) • Fähigkeitsstörungen in den Beziehungen (17–19)
2.	Fähigkeitsstörungen in der Kommunikation	• Fähigkeitsstörungen im Sprechen (20–22) • Fähigkeitsstörungen im Hören (23–24) • Fähigkeitsstörungen im Sehen (25–27) • Andere Fähigkeitsstörungen in der Kommunikation (28–29)
3.	Fähigkeitsstörungen in der Selbstversorgung	• Fähigkeitsstörungen in der Exkretion (30–32) • Fähigkeitsstörungen in der persönlichen Hygiene (33–34) • Fähigkeitsstörungen im Ankleiden (35–36) • Fähigkeitsstörungen in der Ernährung und sonstigen Selbstversorgung (37–39)
4.	Fähigkeitsstörungen in der Fortbewegung	• Fähigkeitsstörungen im Gehen (14–45) • Einschränkende Fähigkeitsstörungen (46–47) • Andere Fähigkeitsstörungen in der Fortbewegung (48–49)
5.	Fähigkeitsstörungen in der körperlichen Beweglichkeit	• Fähigkeitsstörungen in der Haushaltsführung (50–51) • Fähigkeitsstörungen in der Körperbewegung (52–57) • Andere Fähigkeitsstörungen in der körperlichen Beweglichkeit (58–59)
6.	Fähigkeitsstörungen in der Geschicklichkeit	• Fähigkeitsstörungen in alltäglichen Aktivitäten (60–61) • Fähigkeitsstörungen in manuellen Aktivitäten (62–66) • Andere Fähigkeitsstörungen in der Geschicklichkeit (67–69)
7.	Situationsbedingte Fähigkeitsstörungen	• Abhängigkeit und Fähigkeitsstörungen in der Ausdauer (70–71) • Umweltbedingte Fähigkeitsstörungen (72–77) • Andere situationsbedingte Fähigkeitsstörungen (78)
8.	Fähigkeitsstörungen in besonderen Fertigkeiten	
9.	Andere Aktivitätseinschränkungen	

Tabelle 6: Liste der Dimensionen der Beeinträchtigung

Nr.	Beeinträchtigung	Definition
1.	Beeinträchtigung der Orientierung	• Orientierung ist die Fähigkeit der Person, sich in ihrer Umgebung zu orientieren.
2.	Beeinträchtigung der physischen Unabhängigkeit	• Physische Unabhängigkeit ist die Fähigkeit der Person, ein – im üblichen Sinne – erfülltes und unabhängiges Leben zu führen.
3.	Beeinträchtigung der Mobilität	• Mobilität ist die Fähigkeit der Person, sich effektiv in ihrer Umgebung fortzubewegen.
4.	Beeinträchtigung der Beschäftigung	• Beschäftigung ist die Fähigkeit einer Person, ihre Zeit in einer für ihr Geschlecht, ihr Alter und ihren Kulturkreis üblichen Art und Weise zu verbringen.
5.	Beeinträchtigung der sozialen Integration	• Soziale Integration ist die Fähigkeit der Person, sich an den üblichen sozialen Beziehungen zu beteiligen und diese aufrecht zu erhalten.
6.	Beeinträchtigung der ökonomischen Eigenständigkeit	• Ökonomische Eigenständigkeit ist die Fähigkeit der Person, übliche sozial ökonomische Aktivitäten sowie Unabhängigkeit aufrecht zu erhalten.
7.	Andere Beeinträchtigung	• Andere Umstände, die Benachteiligung verursachen können.

Sinnvoll: Aufnahme der ICIDH

Zu der Liste der Dimensionen der Beeinträchtigungen hat der Katalog der ICIDH ausführlich die Charakteristika sowie die Skalenkategorien differenziert und operationalisiert. Kodierungsregeln werden gleichzeitig bekanntgegeben.

Zusammenhänge von Schädigungen, Fähigkeitsstörungen und Beeinträchtigungen

In der folgenden Tabelle sollen die Zusammenhänge von Schädigung, Fähigkeitsstörung und deren Beeinträchtigung dargestellt werden. Am Beispiel von drei Schädigungen werden mögliche Fähigkeitsstörungen und deren mögliche Beeinträchtigungen aufgezeigt.

Mit Einführung der bundesdeutschen Pflegeversicherung wäre es sicher sinnvoll gewesen, die internationale Klassifikation von Impairment, Disabilities und Handicaps – »Der Schädigungen, der Fähigkeitsstörungen und Beein-

Tabelle 7: Darstellung der Zusammenhänge von Schädigung, Fähigkeitsstörung und Beeinträchtigung

Schädigung	Fähigkeitsstörung	Beeinträchtigung
Sprach-	• Im Verhalten • In der Kommunikation	• Der sozialen Integration • Der Orientierung
Augen-	• In der Kommunikation • In der Selbstversorgung • Situationsbedingte Fähigkeitsstörungen	• Der Orientierung • Der ökonomischen Eigenständigkeit • Der Beschäftigung
Entstellende -	• In der körperlichen Beweglichkeit • In besonderen Fertigkeiten	• Der Orientierung • Der physischen Unabhängigkeit • Der sozialen Integration

trächtigungen« – in den gesetzlichen Rahmen mit aufzunehmen, damit interdisziplinär sowie international anerkannt eine Klassifikation der Folgeerscheinungen, der Erkrankungen (was im Einklang des bundesdeutschen Pflegeversicherungsgesetzes steht) operationalisiert wird.

Ergebnis der Prüfung:

Dieses Instrument ist für die beteiligten Berufsgruppen international anerkannt und ist geeignet, eine sorgfältige sowie erprobte Klassifizierung vorzunehmen und damit eine Begründung zur Ableitung von Pflegebedürftigkeit plausibel darzustellen.

Dieses zur Verfügung stehende Instrumentarium kann zur Gutachtenerstellung im Rahmen der Pflegeversicherung sofort umgesetzt werden.

Zusammenfassung

In diesem Abschnitt wurden die allgemeinen Anforderungen bei einer Gutachtenerstattung am Formulargutachten der Pflegeversicherung punktuell überprüft. Folgende Tabelle zeigt nochmals die Bewertungspunkte und die Ergebnisse übersichtlich auf (Tab. 8).

Bei den oben erläuterten Anforderungen eines Formulargutachtens nach dem Pflegeversicherungsgesetz zeigt sich, dass bei allen genannten Punkten die formalen Anforderungen an ein Sachverständigengutachten erfüllt sind. Die Beschreibungen des konkreten Auftrages können aus dem Gesetzestext abgeleitet werden und tragen dazu bei, die Pflegebedürftigkeit einer Person festzustellen und die Pflegestufe zu ermitteln. Die anderen erhobenen Daten (wie z.B.: Liegen Hinweise auf folgende Ur-

Tabelle 8: Bewertung des Formulargutachtens

Punkte und Unterpunkte der Bewertung	Formale Anforderungen		Inhaltliche Anforderungen		Sorgfalt und Verlässlichkeit		Pflege-fachlicher Wissenstand		Auswirkungen auf den Versicherten	
	erfüllt	nicht erfüllt	erfüllt	nicht erfüllt	erfüllt	nicht erfüllt	erfüllt	nicht erfüllt	positiv	negativ
Gliederung	×			×		×		×		×
Pflegemodell	×			×		×		×		×
Individueller Pflegeplan	×			×		×		×		×
Zeitorientierungswerte	×			×		×		×		×
Pflegebegründende Befunde	×			×		×		×		×
Medizinische Diagnosen	×			×		×		×		×
Medikamentöse Versorgung	×			×		×		×		×
Allgemeinbefund	×			×		×		×		×
Generalisierte, sensorische und andere Schädigungen	×			×		×		×		×
Orientierung	×			×		×		×		×

sachen der Pflegebedürftigkeit vor? – Unfall – Berufserkrankung – Versorgungsleiden) sind wichtig, um sozialmedizinische und somit sozialpolitische Handlungsfähigkeit zu erhalten und sind im Interesse sowie zum Schutze der Bevölkerung.

Erhebliche Mängel im Formulargutachten

Aus den Ausführungen der Bewertung der inhaltlichen Anforderungen, der Sorgfaltspflicht sowie der Bewertung der Verlässlichkeit und der Schlussfolgerungen geht hervor, dass erhebliche Mängel aufgezeigt wurden und somit den allgemeinen Anforderungen an eine Gutachtenerstattung nicht entsprochen wird. Die Schlussfolgerungen können nicht zuverlässig und für den Nichtfachmann nicht plausibel dargestellt werden, gerade wenn ausschließlich von der üblichen Fachmeinung abgewichen wird.

Die Formulargutachten vom Medizinischen Dienst der Krankenkassen werden von einem Arzt und einer Pflegefachkraft unterschrieben.

Auch wenn die Pflegefachkraft einen abgeschlossenen Hoch- oder Fachhochschulabschluss hat, erscheint dieser akademische Grad nicht bei der Unterschrift. Aber der universitäre Abschluss des Arztes wird aufgezeigt. Auch staatlich anerkannte Weiterbildungsmaßnahmen der Pflegefachkraft oder des Arztes werden hier nicht aufgeführt.

Diese Angaben lassen aber für den Leser (Versicherten, Nichtfachmann, etc.) erkennen, ob es sich um einen sachkundigen Berufsangehörigen handelt, der besondere Erfahrungen in seinem Berufsfeld erworben hat, die für die Begutachtung notwendig sind (vgl. 2.3).

Im nächsten Abschnitt soll ein freies wissenschaftliches Gutachten vorgestellt werden, bei dem die oben genannten Empfehlungen in die derzeitige gesetzliche Grundlage eingefügt werden. Damit soll gezeigt werden, dass eine Feststellung der Pflegebedürftigkeit nach dem Pflegeversicherungsgesetz plausibel dargestellt werden kann.

7. Fallbeispiel eines freien wissenschaftlichen Gutachtens gemäß SGB XI

An dieser Stelle soll nochmals betont werden, dass sich die derzeitige Gutachtenerstattung zur Feststellung der Pflegebedürftigkeit entwickeln und verändern muss, damit der tatsächliche, reale Pflegebedarf fundiert ermittelt werden kann.
Nachfolgend soll nun beispielhaft ein freies wissenschaftliches Gutachten zur Feststellung der Pflegebedürftigkeit einer Versicherten in einer vollstationären Einrichtung aufgezeigt werden. Das Fallbeispiel im Formulargutachten (vgl. 5.) wird hier in ein freies wissenschaftliches Gutachten übertragen. Hierbei soll den allgemeinen Grundsätzen und Anforderungen bei der Gutachtenerstattung entsprochen werden. Gleichzeitig werden die derzeit gegebenen gesetzlichen Rahmenbedingungen und die Begutachtungsrichtlinien der Pflegeversicherung (spezielle Anforderungen) eingehalten.
Die Gliederung des freien wissenschaftlichen Gutachten ist angelehnt an die Gliederung des Formulargutachtens der Pflegeversicherung. Diese Vorgehensweise wurde gewählt, damit vor allem für den Nichtfachmann (z.B. den Versicherten oder den Richter am Sozialgericht) eine Gegenüberstellung möglich ist.
Die Fähigkeiten in Bezug auf die Aktivitäten des täglichen Lebens und der individuelle Pflegeplan werden hier nur nach den Anforderungen der Begutachtungsrichtlinien der Pflegeversicherung beschrieben.
Das spezielle Gutachten der Pflegeversicherung wurde, um Vollständigkeit zu erreichen, z.B. bei der Beschreibung der Schädigungen um die generalisierten, sensorischen und anderen Schädigungen ergänzt.
Das Einbeziehen der Internationalen Klassifikation der Schädigungen, Fähigkeitsstörungen und Beeinträchtigungen ist im Gutachten unverzichtbar, damit die Begründung und Ableitung der Pflegebedürftigkeit aufgezeigt werden kann.
Die Einschätzung der Versicherten und die Ermittlung des zeitlichen Hilfebedarfes wurden durch die Anwendung von »Resident Assessment Instrument – RAI –« (vgl. 6.4.5.4) erhoben. Diese Erhebung wird hier nicht aufgezeigt.

An die
– Pflegekasse –
Vorderer Hof 3459

22134 Universum

19. 10. 9X
P – 216/XX
IK – Kennzeichen

Fallbeispiel

Pflegebedürftige

Frau Emma Mustermann

Sachverständigengutachten

P 216/XX

Irmgard Häseler,
exam. Krankenschwester, Diplom Pflegewirtin (FH),
Pflegemanagerin von mehreren
vollstationären Einrichtungen der Altenhilfe

Inhaltsverzeichnis:

7.1 Vorgang und Gegenstand des Gutachtens

Frau Emma Mustermann, geboren am 21. 07. 191X, wurde am 20. 03. 199X von Frau NN. untersucht. Frau NN., examinierte Krankenschwester, vom Medizinischen Dienst der Krankenkassen, hat die Pflegestufe II festgestellt und diese der Pflegekasse empfohlen. Dieses Gutachten liegt der vollstationären Einrichtung der Altenhilfe nicht vor.
Die Pflegekasse geht in ihrem Bescheid vom 18. 07. 199X von der Pflegestufe II aus. Gegen diesen Bescheid wurde von Frau Mustermann, in Vertretung durch ihren Sohn, Herrn M. Mustermann, am 31. 07. 9X Widerspruch eingelegt.
Am 26. 07. 199X wurde ich von der Widerspruchsführerin Mustermann beauftragt, zu dem oben genannten Bescheid Stellung zu nehmen und mit einem freien Sachverständigengutachten die entsprechende Pflegestufe gemäß SGB XI zu ermitteln.

Vorhandene Unterlagen

Zur Ausarbeitung des vorliegenden Gutachten stehen mir folgende Unterlagen zur Verfügung:

- Pflegedokumentation seit 06. 04. 199X
- Pflegeanamnese vom 13. 02. 199X
- Pflegeplanung seit 05. 03. 199X
- Erhebung des täglichen Hilfebedarfs von Januar 199X und März 199X
- Krankenhausbericht vom 27. 11. 198X
- Bescheid vom Versorgungsamt vom 19. 01. 199X
- Diagnosebestätigung vom Hausarzt vom 03. 06. 199X

Die einschlägigen Richtlinien, Begutachtungsanleitung nach SGB XI und zusätzlichen Erläuterungen sind der Literaturliste (vergleiche Anlage 1 – des Gutachtens) zu entnehmen.

Begutachtung nach SGB XI

Die von mir durchgeführte Untersuchung bei Frau Mustermann fand am 29. 07. 199X um 09.00 Uhr statt. Die Wohnbereichsleiterin der vollstationären Einrichtung der Altenhilfe war anwesend.

7.2 Versorgungssituation und pflegebegründete Vorgeschichte

Ärztliche Betreuung

Die Hausärztin, Frau Dr. med. M., kommt jeden Mittwoch in die Heimwohnung der Versicherten. Der Gynäkologe, Herr Dr. med. P., wird sporadisch aufgesucht.

Zur ständigen Medikation benötigt sie:

	morgens	mittags	abends	nachts
Novodigal 0,2 Tbl.	1			
Akineton Tbl.	½	½		
MCP ratioph Tbl.	½	½	½	
Furo 40 von ct Tbl.	½			
Briserin mite Tbl.	1			
Hämaptopan Drg.	1			
Reumativ Drg,	1			
Gingim Lösung Tpf. nüchtern	18			
Fungizide Creme und Paste vaginal	1×		1×	
Siozwasalbe (Gesäß)	1×		1×	
Stomaversorgung mit Fistelsalbe und Zinkpaste	1×	1×	1×	und nach Bedarf

Zur Bedarfsmedikation gehören:

	täglich
bei Juckreiz	
Fenistil ret. Tbl.	2 × 1 mo/ab
bei Schmerzen	
Novaminsulvon Trf.	4 × 20
Vertigoheel Tbl.	1 × 1 morgens
Paracetamol T 500 ratio	3 × 1
bei Durchfall	
Lopedium Tbl.	3 × 1
bei Schlafstörungen	
Adumbran Tbl.	1× nachts
bei Übelkeit	
MC ratiopharm Tbl. zusätzlich	1 × 1 morgens
bei RR ≦130 systolisch	
Korodintropfen (auf Zucker)	3 × 8
bei Herzschmerzen	
Cor vel Herzsalbe auftragen	1–3×
während eines grippalen Infekts	
Novaminsulvon Trf.	3 × 20
Paracodin Trf. (bei Husten)	20 zur Nacht

Über Krankenhausaufenthalte in den letzten zehn Jahren liegen dem Altenheim keine Berichte vor. Der Krankenhausbericht vom 27. 11. 198X liegt vor.

Heilmittelversorgung/Krankenpflege

Die Grundpflege kann Frau Mustermann aufgrund von multiplen Schädigungen und Fähigkeitsstörungen (siehe Punkt: 7.3) nicht selbstständig ausführen.
Die Behandlungspflege[27] ist folgende:

- Stomapflege
- Medizinische Einreibungen im Gesäßbereich
- Applikation von Medikamenten im Genitalbereich
- Richten der Medikamente, deren Vergabe und deren Einnahmeüberwachung mit Wirkungskontrolle

Die Versicherte nimmt derzeit an keiner Krankengymnastik, keiner Ergotherapie und keiner logopädischen Therapie teil.

Versorgung mit Hilfsmitteln/technischen Hilfen/Verbrauchsgütern[28]

Die Versicherte benötigt einen Rollstuhl, ein Gehgestell, Inkontinenzartikel und Stomaversorgungsmittel, die von der Krankenkasse zur Verfügung gestellt werden. Durch den ständigen Gebrauch des Gehgestells ist die beträchtliche Behinderung weitestgehend ausgeglichen (siehe Punkt: 7.3). Sie benutzt ein Pflegebett und eine Superweichlagerungsmatraze, die der Pflegeeinrichtung zuzuordnen sind.
Ungenutzte Hilfsmittel der Versicherten sind nicht vorhanden.

Umfang der pflegerischen Versorgung

Frau Mustermann wurde am 06. 04. 9X in die Heimgemeinschaft aufgenommen. Sie wird regelmäßig von ihrer Tochter, Frau Gabriele Meyer (wohnhaft in Sonnental) besucht. Ihr Sohn, Herr Erich Mustermann (wohnhaft in Ober- Sonnental) hat einen guten Kontakt zur Versicherten und auf Grund einer ausdrücklichen Erklärung der Versicherten eine umfassende Vollmacht, sie in allen Angelegenheiten (einschl. Vermögensfragen) zu vertreten.
Frau Mustermann erhält zur Zeit die Rund-um-die-Uhr-Pflege; auch Nachts sind regelmäßig zu unvorhergesehenen Zeiten Hilfeleistungen, z.B. im Bereich der Körperpflege, erforderlich.

Pflegerelevante Aspekte der Betreuungssituation

Die Pflege wird durch das Pflegepersonal der vollstationären Einrichtung der Altenhilfe bedarfsgerecht erbracht. Die tagesstrukturierende Einrichtung stellt sicher, dass das erforderliche Pflegepersonal anwesend ist.

Pflegerelevante Aspekte der Wohnsituation

Frau Mustermann bewohnt eine Heimwohnung mit einer anderen Bewohnerin (Doppelzimmer) in der achten Etage (eine Pflegeetage) des zentralbeheizten Altenheimes. Die Waschgelegenheit und die Duschvorrichtung befinden sich in der Nasszelle ihrer Wohnung. Das Badezimmer befindet sich auf der gleichen Etage und ist behindertengerecht eingerichtet. In der Heimwohnung der Versicherten ist eine Schwesternrufanlage installiert, außerdem befindet sich dort ein Telefon mit Wahlscheibe. Diese Heimwohnung ist ebenerdig und die Türbreite ist zur Rollstuhlbenutzung geeignet. Der Speisesaal befindet sich im gleichen Geschoss. Im Alten- und Pflegeheim ist ein Fahrstuhl vorhanden.

Selbsteinschätzung der Versicherten

Die Versicherte erklärte, sie sei kraftlos und habe eine erhöhte Müdigkeit und deshalb sei sie nur mit einem Gehgestell in der Lage sich fortzubewegen. Hinzukommende Schwindelsymptomatik beeinträchtige ihr Gehvermögen. Immer wieder auftretende Herzschmerzen sowie Übelkeit mit Erbrechen zeige bei ihr eine erhebliche Kräfteminderung.
Nur durch Einhalten einer besonderen Ernährung sei es ihr nur zeitweise möglich, ihre fäkale Inkontinenz zu bewältigen. Das Stuhlverhalten sei unkontrolliert, aber den Harndrang verspüre sie noch und könne deshalb auch Nachts nicht ungestört schlafen.
Der derzeitige Pflegezustand sei schon vor dem April 199X unverändert und ließe eine selbstständige Lebensführung nicht mehr zu.

7.3 Gutachterlich erhobene Befunde

Würdigung vorliegender Fremdbefunde

Die Pflegedokumentation enthält folgende Angaben:
Allgemeine Angaben – Stammdaten; Häufigkeit der Grund- und Behandlungspflege und den Pflegebericht. Eine Erhebung des täglichen Hilfebedarfs nach § 14 Abs. 3 und 4 SGB XI vom Januar 199X und eine Überprüfung im März 199X zeigen den täglichen durchschnittlichen pflegerischen Hilfebedarf der Bewohnerin in erheblichem Maße auf.
Die Diagnosebestätigung des Hausarztes enthält die ärztlichen Diagnosen (Stand: Juni 199X). Aus den vorhandenen Unterlagen gehen folgende medizinischen Diagnosen hervor (wörtlich übernommen):
Versiko - vaginale Fistel nach Uterus und Sigma-CA mit Harninkontinenz, Anus praeter
Der Bescheid des Versorgungsamt Sonnental vom Januar 199X:
1. Durchblutungsstörungen beider Beine 2. Teilversteifung im linken Mittelfußgelenk 3. Chronisches Magenleiden 4. Bluthochdruck und Totaloperation 5. Operiertes Mamma - NPL 6. Cysto - Rectale Fistel, Colonresektion, Anus praeter
Der Krankenhausbericht vom November 198X enthält folgende Angaben:
Diagnose: Mamma Carcinom links. Verdacht auf Carcinom - Rezidiv nach Totaloperation, Zysto - rectale Fistel, Zustand nach Bestrahlung 1972
Therapie: Quatrantenexzision der linken Mammae ohne Axilla-Ausräumung/Bestrahlung

Allgemeinbefund

Die Versicherte befindet sich in einem befriedigenden Ernährungszustand und Pflegezustand. Der Allgemeinzustand ist als deutlich reduziert anzusehen. **Begründung:** Es liegt eine außerordentlich stark herabgesetzte Belastbarkeit mit klar erkennbaren Auswirkungen auf den erforderlichen Hilfebedarf vor. Hilfen sind aufgrund fehlender Kräfte, fehlender Leistungsfähigkeit und völliger Funktionsausfälle erforderlich.

Funktionelle Einschränkungen/Schädigungen

Bei Frau Mustermann werden nach eingehender Untersuchung folgende Schädigungen nach ICIDH festgestellt:

1. Intellektuelle Schädigungen
   - Andere Schädigung der Intelligenz
   - Andere nicht näher bezeichnete Demenz
   - Verlust erlernter Fertigkeiten
   - Andere Schädigungen des Erinnerungsvermögens
   - Teilweiser Verlust des Erinnerungsvermögens an vergangene Ereignisse sowie Unfähigkeit, neue Informationen zu registrieren und zu behalten und wieder zu finden
   - Fehlerhafte Erinnerung und Einstellung des Gedächtnisinhaltes
   - Schädigung des Ablaufs und der Form von Denkprozessen
   - Schädigung des Denkinhaltes
   - Fehlinterpretation durch eine fehlerhafte Auslegung einer Situation
2. Andere psychische Störungen
   - Schädigungen des Bewusstseins und Wachzustandes
   - Schädigung der Perzeption
   - Schädigung der Realitätsprüfung
   - Geschädigte Konzentration
   - Einengung des Umfangs der Aufmerksamkeit
   - Schädigung des Antriebs
   - Schädigung von Emotion, Affekt und Stimmung
   - Störungen der Fähigkeit zu zweckmäßigem Verhalten und Kontrolle der eigenen Handlungen
   - Störungen des Verhaltensmusters mit sozialer Zurückgezogenheit
3. Sprachschädigungen
   - Schädigung von Verständnis und Gebrauch der Sprache
   - Schädigung des Sprechflusses
   - Schädigung der Kohärenz
4. Ohrschädigungen
   - Schädigungen des Hörsinns
5. Augenschädigungen
   - Andere Schädigungen der Sehschärfe
6. Viszerale Schädigungen
   - Schädigung der kardiorespiratorischen Funktion
   - Schädigung der gastrointestinalen Funktion
   - Schädigung der Harnausscheidungsfunktion

- Insuffizienz innere Organe
- Schädigung des Kauens und Schluckens
- Schädigung der Sexualorgane

7. Skelettschädigungen
   - Mechanische Schädigung von Hüfte und Oberschenkel
   - Mechanische Schädigung von Knie und Unterschenkel
   - Mechanische Schädigung von Sprunggelenk und Fuß
8. Entstellende Schädigung
   - Abnormes Orificium[29]
   - Quadrantenexzision linke Mammae
9. Generalisierte, sensomotorische und andere Schädigungen
   - Multiple Schädigung
   - Schwere Schädigung der Kontinenz
   - Andere sensorische Schädigung

Durch die festgestellten Schädigungen liegt ein schwerer Funktionsausfall vor, der sich durch weitestgehende oder völlig aufgehobene Fähigkeit oder Leistung des Organsystems zeigt.

Schädigungen des Stütz- und Bewegungsapparates

Die Überprüfung des Bewegungsapparates ergibt, dass die rechte und linke obere Extremität frei beweglich ist. Der Nackengriff und der Schürzengriff sind uneingeschränkt durchführbar. Die Arme haben im Vorhalten keine Absinktendenz. Beim Händespreizen lässt sich kein Tremor erkennen. Der Faustschluss ist beiderseits komplett und in beiden Händen ist ausreichend und gleichmäßig Kraft vorhanden. Die Feinmotorik ist gemindert vorhanden.
Die untere Extremität rechts und links ist nur eingeschränkt (Massenbewegung) beweglich. Beim Rumpfbeugen reichen die Hände nur bis an die Kniegelenke, bei weiterem Beugen tritt sofort Schwindel auf. Beide Knie zeigen eine deutliche Beugehemmung. Eine Teilversteifung im linken Mittelfußgelenk ist feststellbar. Stehen ist mit Hilfsmitteln und unter Aufsicht von einer Pflegeperson möglich. Gehfähigkeit oder Fortbewegung im Rollstuhl ist ohne personelle Hilfe unmöglich.
Ein selbstständiger Positionswechsel vom Liegen zum Sitzen, vom Sitzen zum Aufstehen ist selbstständig nicht möglich.

Ergebnis nach den Pflegebedürftigkeitsrichtlinien zum SGB XI:
Die Versicherte hat eine starke Minderung der Funktionen mit erkennbaren Leistungseinschränkungen.

Schädigungen der Inneren Organe

Durch die Schädigung der kardiorespiratorischen Funktion sind bei der Versicherten keine Anstrengungen mehr möglich. Belastungsintoleranz, Kreislaufinstabilität, Atemnot (wegen Verdacht auf Lungenmetastasen) und Schwindel schränken ihre Leistungsfähigkeit zusätzlich ein.

Die gastrointestinale Funktion ist wegen eines chronischen Magenleidens und vor allem der Colonresektion (Anus praeter) unter Beachtung einer angepassten Ernährung nicht ohne erforderliche Intervention aufrechtzuerhalten. Bei der Stuhlinkontinenz ist ein völliger Kontrollverlust gegeben. Durch die vorliegende cysto-rektale Fistel und Verquellen des Blasenbodens (als Strahlungsfolge) ist bei der Schädigung der Harnausscheidungsfunktion auch ein völliger Kontrollverlust gegeben.
Bei der Untersuchung der Haut wird festgestellt, dass die Versicherte eine sehr trockene und exikierte Haut hat und immer wieder zu Hautdefekten neigt. Im Genitalbereich wird ein starker vaginaler Ausfluß festgestellt und eine Veränderung der Haut am Gesäß, die mit höchster Wahrscheinlichkeit auf die Bestrahlung nach der Totaloperation (197X) zurückzuführen ist. Deshalb ist die Haut einer besonderen Pflege und Beobachtung zu unterziehen, um weitere Schäden zu vermeiden.

Ergebnis nach den Pflegebedürftigkeitsrichtlinien zum SGB XI:
Hilfen sind in der Regel aufgrund fehlender Kräfte und weitgehender aufgehobener Leistungsfähigkeit erforderlich, wobei klar erkennbare Auswirkungen auf den erforderlichen Hilfebedarf feststellbar sind.

Schädigungen der Sinnesorgane

Das Hörvermögen der Versicherten ist nur durch Lautstärkeanpassung ausreichend.
Die erhebliche Visusmiderung kann auch mit einer Brille nicht ausgeglichen werden.
Bei den Sprachstörungen wird deutlich, dass sich die Versicherte meist verständlich ausdrückt, aber Schwierigkeiten hat, die richtigen Worte zu finden und Gedanken zu beenden. Schädigungen der Sprechform mit Schädigungen des Sprechflusses und Schädigungen der Kohärenz zeigen sich durch gestörte Grammatik und Mangel an logischem Zusammenhang. Durch Schädigung der Rückkopplung beim Zuhören (wie Senden und Empfangen von Signalen) ist die Versicherte erheblich beeinträchtigt. Nicht zuletzt aufgrund der eingeschränkten Sprechquantität fällt sie gerne in eine emotionale Begebenheit eines erlebten Ereignisses zurück. Weiter versteht sie meistens den Syntax, jedoch häufig nicht die semantische Funktion der Nachricht.

Ergebnis nach den Pflegebedürftigkeitsrichtlinien zum SGB XI:
Hilfen sind in der Regel aufgrund weitgehender aufgehobener Leistungsfähigkeit erforderlich, wobei klar erkennbare Auswirkungen auf den erforderlichen Hilfebedarf feststellbar sind.

Schädigungen des zentralen Nervensystems und der Psyche

Im Gesprächsverhalten zeigen sich klare Störungsbilder des Urteilsvermögens, des abstrakten Denkens und des episodischen Langzeitgedächtnisses. Zusätzliche auffällige Defizite im Kurzzeitgedächtnis, mit Auswirkung auf das Verhalten im sozialen Umfeld, weisen insgesamt auf ein dementielles Syndrom mit partieller Bewahrung von einigen kognitiven Funktionen und Fertigkeiten hin.

Die intellektuellen Schädigungen zeigen sich mit teilweisem Verlust des Erinnerungsvermögens an vergangene Ereignisse sowie Unfähigkeit, neue Informationen zu registrieren, zu behalten und wiederzufinden. Störungen bei der Fähigkeit zur Bildung logischer Gedankenfolgen zeigen sich durch »Haftenbleiben«, »Wiederholung von Sätzen« und ständiges Zurückkommen zum gleichen Thema. Die Schädigungen des Denkinhaltes sowie deren fehlerhafte Überzeugungen lassen eine Korrektur mittels kritischer Überprüfung der Gedanken durch logische Argumente und durch Überprüfung an der Realität nicht mehr zu.
Die Einengung des Umfangs der Aufmerksamkeit, die geschädigte Konzentration und Störungen der Intensität lassen eine Beweglichkeit der Aufmerksamkeit nicht mehr zu.
Durch die Schädigung des Antriebs sind Steigerungen oder Veränderungen von verschiedenen Verhaltensmustern, die mit physiologischen Grundbedürfnissen zusammenhängen, nur unter erschwerten Bedingungen möglich. Die Störungen der Intensität und Qualität von Gefühlen und ihrer somatischen Begleitumstände (sowie Störungen der Dauer und Stabilität von Gefühlslagen) führen bei Frau Mustermann zu erheblichen Beeinträchtigungen. Durch Schädigungen des Willens zeigen sich Störungen der Fähigkeit zu zweckmäßigem Verhalten und Kontrolle der eigenen Handlungen. Ebenso zeigen die Störungen des Verhaltensmusters mit sozialer Zurückgezogenheit nicht zuletzt wegen den entstellenden Schädigungen (abnormes Orificium und Quadrantenexzision linke Mammae) nachweislich Schädigungen auf.

Ergebnis nach den Pflegebedürftigkeitsrichtlinien zum SGB XI:
Die starken Beeinträchtigungen in den kognitiven Funktionen und Fertigkeiten interferieren mit der Ausführung alltäglicher Aktivitäten. Hilfen sind in der Regel aufgrund weitgehender aufgehobener Leistungsfähigkeit, wobei klar erkennbare Auswirkungen auf den Hilfebedarf feststellbar sind, erforderlich.

Generalisierte, sensorische und andere Schädigungen

Die Versicherte hat mehr als einmal pro Nacht und pro Tag unter der schweren Schädigung der doppelten Inkontinenz zu leiden.
Multiple Schädigungen der inneren Organe, Schädigungen, die das Skelett betreffen sowie die sensorische Schädigung wie ständiges Jucken und die reduzierte Regenerationsfähigkeit in Verbindung mit dem hohen Alter erfordern ständige Überwachung durch personelle Hilfen.

Ergebnis nach den Pflegebedürftigkeitsrichtlinien zum SGB XI:
Hilfen sind aufgrund weitgehender aufgehobener Leistungsfähigkeit notwendig, wobei klar erkennbare Auswirkungen auf den erforderlichen Hilfebedarf feststellbar sind. Der erhobene Zustand lässt sich mit einer deutlichen Reduzierung bezeichnen.

Orientierung:
Die Versicherte ist zur eigenen Person voll orientiert. Zum Ort, zur Zeit und situativ liegen intermittierende Orientierungsstörungen vor, die nur durch die Unterstützung anderer Personen teilweise kompensiert werden können.

Vigilanz:
Frau Mustermann ist bei der Untersuchung im allgemeinen ansprechbar und wach.

Pflegebegründende Diagnosen und festgestellte Fähigkeitseinschränkungen

Medizinische Diagnosen

Die Diagnosebestätigung des Hausarztes, Stand: Juni 199X, (wörtlich übernommen):
Versiko - vaginale Fistel nach Uterus und Sigma-CA mit Harninkontinenz, Anus praeter
Der Bescheid des Versorgungsamt Sonnental vom Januar 199X (wörtlich übernommen):
1. Durchblutungsstörungen beider Beine 2.Teilversteifung im linken Mittelfußgelenk 3. Chronisches Magenleiden 4. Bluthochdruck und Totaloperation 5. Operiertes Mamma - NPL 6. Cysto - Rectale Fistel, Colonresektion, Anus praeter
Der Krankenhausbericht vom November 198X enthält folgende Angaben:
Diagnose: Mamma Carcinom links. Verdacht auf Carcinom - Rezidiv nach Totaloperation, Zysto - rectale Fistel, Zustand nach Bestrahlung 1972
Therapie: Quatrantenexzision der linken Mammae ohne Axilla-Ausräumung/ Bestrahlung

Vorliegende Fähigkeitsstörungen

Bei Frau Mustermann werden nach eingehender Untersuchung folgende Fähigkeitsstörungen nach ICIDH festgestellt:

1. Fähigkeitsstörungen im Verhalten
   - Fähigkeitsstörung in der Selbstbewusstheit
   - Fähigkeitsstörung in der persönlichen Sicherheit
   - Fähigkeitsstörung im situationsgerechten Verhalten
   - Fähigkeitsstörung in der Bildungsfähigkeit
   - Fähigkeitsstörungen in den Beziehungen
   - Andere Fähigkeitsstörung im Verhalten

2. Fähigkeitsstörungen in der Kommunikation
   - Fähigkeitsstörung im Sprechen
   - Fähigkeitsstörung im Hören
   - Fähigkeitsstörung im Sehen
   - Andere Fähigkeitsstörung in der Kommunikation

3. Fähigkeitsstörungen in der Selbstversorgung
   - Fähigkeitsstörung in der Exkretion
   - Fähigkeitsstörung in der persönlichen Hygiene
   - Fähigkeitsstörung im Ankleiden
   - Fähigkeitsstörung im Ernähren und in der sonstigen Selbstversorgung

4. Fähigkeitsstörungen in der Fortbewegung
   - Fähigkeitsstörung im Gehen
   - Einschränkende Fähigkeitsstörungen

5. Fähigkeitsstörungen in der körperlichen Beweglichkeit
   - Fähigkeitsstörungen in der Haushaltsführung
   - Fähigkeitsstörung in Tätigkeiten des Haushalts
   - Fähigkeitsstörung in der Körperbewegung
   - Andere Fähigkeitsstörung in der Fortbewegung

6. Fähigkeitsstörungen in der Geschicklichkeit
   - Fähigkeitsstörung in alltäglichen Aktivitäten
   - Fähigkeitsstörung in manuellen Aktivitäten
   - Andere Fähigkeitsstörungen in der Geschicklichkeit

7. Situationsbedingte Fähigkeitsstörungen
   - Abhängigkeit und Fähigkeitsstörungen in der Ausdauer
   - Umweltbedingte Fähigkeitsstörungen auf Temperaturtoleranz und Beleuchtungstoleranz
   - Andere situationsbedingte Fähigkeitsstörungen

Fähigkeiten/Unfähigkeiten in Bezug auf die Aktivitäten des täglichen Lebens

Nachstehend soll die Fähigkeit/Unfähigkeit hinsichtlich der Aktivitäten des täglichen Lebens nach Vorgabe der Richtlinien des Pflegeversicherungsgesetzes beschrieben und zugeordnet werden.

Die Vorgaben der Schweregrad-Skala sind in 4 Kategorien aufgeteilt:

Selbstständig
Keine Hilfsmittel und keine personelle Hilfe erforderlich

Bedingt selbstständig
Aufrechterhaltung benötigt mehr Zeit als normal, ggf. auch unter Nutzung von Hilfsmitteln; mit Mühen selbstständig; aber nur selten personelle Hilfe erforderlich – mit Hilfsmittels (z.B. Inhaliergerät, Pen) und oder medikamentöser Behandlung ausgeglichen; ggf. höherer Zeitaufwand

Teilweise unselbstständig
Aufrechterhaltung bereitet Beschwerden bei Anstrengungen; ggf. rasche Ermüdbarkeit; braucht zeitweise personelle Hilfe zur Entlastung oder Unterstützung; – mit Hilfsmitteln und oder medikamentöser Behandlung nicht ausgeglichen; braucht personelle Hilfe (z.B. Vibrax, Medikamentenüberwachung/-gabe)

unselbstständig
Kontinuierliche Abhängigkeit von personeller und oder maschineller Hilfe zur Aufrechterhaltung der Vitalfunktionen

Aktivitäten des täglichen Lebens	Fähigkeiten/Unfähigkeiten	Selbstständig	Bedingt selbstständig	Teilweise unselbstständig	Unselbstständig
Aufrechterhaltung vitaler Funktionen	Sie benötigt kontinuierliche personelle Hilfe zur Kontrolle und Aufrechterhaltung ihrer Kreislaufregulation und der Atmung bei Anstrengung. Die medizinischen Diagnosen Bluthochdruck, Sigma CA (Verdacht auf Lungenmetastasen) und Mama NPL sowie das chronische Magenleiden erfordern ständige Überwachung und personelle Hilfen. Vitalzeichenkontrolle, Medikamentenbeschaffung, Medikamentenvergabe, Einnahmeüberwachung und Wirkungskontrolle sind wegen dem demenziellen Syndrom und der Schädigung der Realitätsprüfung ständig notwendig.				×
Situative Anpassungsfähigkeit	Ständige Hilfe, Anleitung und Beaufsichtigung ist notwendig. Die Fähigkeitsstörungen liegen im Erfassen, im Registrieren, im Verstehen und in der Interpretation von Situationen vor. Sie ist nicht in der Lage auf Veränderungen von äußeren Bedingungen adäquat zu reagieren und sich in gegebenen Situationen adäquat zu verhalten. Nur unter erheblichen Hilfestellungen ist sie in der Lage, sich zeitweise den klimatischen Erfordernissen entsprechend anzupassen.			×	
Gewährleistung der eigenen Sicherheit	Die Sicherheit ist nur durch zeitweilige personelle Hilfe gewährleistet. Durch Einschränkungen der Entscheidungsfähigkeit kann sie die Risiken- und Gefahrensituationen nicht richtig einschätzen und läßt zeitweise Sicherheitsmaßnahmen außer acht. Die Fähigkeitsstörung der persönlichen Sicherheit und die intermittierend auftretenden Orientierungsstörungen, die nur durch eine personelle Hilfe teilweise kompensiert werden, können zur Selbstgefährdung bei der selbstständigen Durchführung einer Verrichtung führen.			×	

Aktivitäten des täglichen Lebens	Fähigkeiten/Unfähigkeiten	Selbstständig	Bedingt selbstständig	Teilweise unselbstständig	Unselbstständig
Bewegungsfähigkeit	Zur Mobilisation sind ständig personelle Hilfe und technische Hilfsmittel erforderlich. Ausgeprägte Fähigkeitsstörungen im Gehen lassen ein selbstständiges Fortbewegen nicht mehr zu. Eigenständiges Fortbewegen im Rollstuhl ist ohne Gefahren unmöglich. Stellungswechsel aus dem Liegen, aus dem Sitzen, aus dem Stand und das Erreichen eines Bettes oder Stuhles sind ohne personelle Hilfen nicht möglich. Drehen im Bett ist noch bedingt möglich. Das Wiedererlangen von Gegenständen, vom Fußboden und im Bücken ist nicht möglich. Durch die vorliegenden Schädigungen im Abdomen sind diesbezüglich weitere Fähigkeiten zur selbstständigen Versorgung nicht vorhanden. Hilfestellungen sind durch Hilfspersonen in allen Phasen der Verrichtung erforderlich.			×	
Fähigkeit, sich zu pflegen und sich zu kleiden	Beim Duschen, bei der Ganzkörperwaschung und bei der persönlichen Hygiene liegen Fähigkeitsstörungen vor, die durch die körperlichen Bewegungsstörungen verursacht sind. Hilfestellungen sind durch personelle Hilfe in der Phase der Verrichtungen erforderlich. Die Verantwortung und die Durchführungsfähigkeit für die eigene Körperpflege kann (durch die kognitiven Einschränkungen) nicht mehr selbst übernommen werden. Bei der Auswahl der Kleider ist zeitweise die Mithilfe möglich, jedoch das Holen und das selbstständige Ankleiden ist ohne personelle Hilfen unmöglich.				×
Fähigkeit, zu essen und zu trinken	Wegen Fähigkeitsstörungen im Lebensunterhalt ist es ihr nicht möglich, Mahlzeiten zu beschaffen, unter Beachtung der Hygiene Mahlzeiten herzurichten und aufzutragen. Das Portionieren und mundgerechtes Zubereiten ist selbstständig nicht mehr möglich. Zusätzlich kann sie durch unkontrollierte Nahrungsaufnahme und verminderter				×

Aktivitäten des täglichen Lebens	Fähigkeiten/Unfähigkeiten	Selbstständig	Bedingt selbstständig	Teilweise unselbstständig	Unselbstständig
Fähigkeit, zu essen und zu trinken	Flüssigkeitszufuhr selbstständig dieser Lebensaktivität nicht mehr entsprechen und benötigt ständige Beaufsichtigung und Anleitung bei der Nahrungsaufnahme, um weitere Gesundheitsschäden abzuwenden.				×
Ausscheidungsfähigkeit	Die unkontrollierten Exkretionsschwierigkeiten bei der Harn- und Stuhlinkontinenz verlangen generell ständige personelle Hilfen, um weitere Funktionsausfälle zu vermeiden. Die Post-Exkretionshygiene ist wegen kognitiven Einschränkungen selbstständig nicht möglich.				×
Beschäftigungsfähigkeit	Die Versicherte ist abhängig von externen Betreuungsmaßnahmen zur Aufrechterhaltung von Aktivitäten (ständiges Angebot und Unterbreitung durch das Pflegepersonal ist notwendig). Die Fähigkeitsstörungen in der Toleranz körperlicher Belastungen und in der Ausdauer führt zur minimalen Teilnahme an einer Beschäftigung oder einer Aktivität. Sie zeigt nur noch geringe Eigeninitiative, um eine Aktivität aufrecht zu erhalten. Durch die Fähigkeitsstörungen in alltäglichen Aktivitäten sind die Gewohnheiten von früher (z.B. Lüften der Wohnung) nicht mehr möglich. Das Bett richten, die »kleine« Wäsche und die »große« Haushaltswäsche sind nicht mehr selbstständig durchführbar. Die Fähigkeitsstörungen in manuellen Aktivitäten zeigen sich durch Störungen im Greifen, im Halten und Koordinationsschwierigkeiten. Da die Bildungsfähigkeit gestört ist und dadurch keine neuen Informationen aufgenommen, verarbeitet und behalten werden, kann nur unter erschwerten Bedingungen eine neue Fähigkeit eingeübt werden.			×	
Kommunikationsfähigkeit	Die Einschränkung der Fähigkeit, die Bedeutung verbaler Botschaften sowie den nonverbalen Ausdruck zu verstehen und zu empfangen und das geminderte Hör-			×	

Aktivitäten des täglichen Lebens	Fähigkeiten/Unfähigkeiten	Selbstständig	Bedingt selbstständig	Teilweise unselbstständig	Unselbstständig
Kommunikationsfähigkeit	vermögen, führen zu erheblichen Beeinträchtigungen der Kommunikation und nehmen Einfluß auf die Ausübung von Aufgaben. Zeitweise ist die personelle Intervention erforderlich, um die soziale Zurückgezogenheit zu verhindern. Differenzierte Kommunikation ist nur mit eng vertrauten Personen möglich.			×	
Fähigkeit, zu ruhen und zu schlafen	Die Fähigkeit, einen regelmäßigen Rhythmus von Schlafen, Ruhen und Wachen aufrecht zu erhalten, ist selbstständig nicht möglich. Die personelle Beaufsichtigung, Anleitung und medikamentöse Unterstützung ist erforderlich, wo die autonome Kontrolle von Körperfunktionen, die durch den Schlafzyklus beeinflußt werden, versagt. Damit werden weitere Schädigungen der Gesundheit vermieden.			×	
Fähigkeit, die sozialen Bereiche des Lebens zu sichern	Fähigkeitsstörung in der persönlichen Sicherheit und im situationsgerechten Verhalten lassen eine soziale Beziehung nur unter erschwerten Bedingungen zu. Erhebliche Fähigkeitsstörungen in der Selbstbewusstheit wegen Veränderungen ihres Körperbildes (die entstellenden Schädigungen durch ein abnormes Orificium sowie die Quadrantenexzision der linken Mammae) beeinträchtigen die Versicherte erheblich. Geprägt von einer übermäßigen Angst, dies könnte in einer zwischenmenschlichen Beziehung zu einem negativen Bild beitragen, zieht es die Versicherte vor, in sozialer Zurückgezogenheit zu leben. Die zwischenmenschlichen Beziehungen (auch außerhalb der Heimwohnung) sind durch diese unangemessene Reaktion erheblich gestört.				×

7.4 Bestimmung der Pflegebedürftigkeit

Aus den gutachterlich erhobenen und festgestellten Schädigungen sowie den Fähigkeitsstörungen und obiger Darstellung der Fähigkeiten bzw. Unfähigkeiten der Aktivitäten des täglichen Lebens resultiert nachfolgender Hilfebedarf der Versicherten. Der konkret dargestellte Funktionsausfall dient als Grundlage für die Bestimmung der Pflegebedürftigkeit und begründet den erforderlichen, täglichen wiederkehrenden Hilfebedarf bei der Versicherten wie folgt:

Bereich	Regelmäßiger Hilfebedarf	Täglicher durchschnittlicher Minutenbedarf
Bereich der Körperpflege	Im Bereich der Körperpflege ist bei der morgendlichen Ganzkörperwaschung und abends bei der Teilwaschung am Waschbecken ein personeller Hilfebedarf, wegen den erheblichen Fähigkeitseinschränkungen erforderlich. Die vorzubereitenden Arbeiten, das Richten der persönlichen und individuellen Waschutensilien, können nicht mehr selbstständig durchgeführt werden. Das Gesicht und die Hände können nur unter Anleitung und Beaufsichtigung (wegen intellektuellen Schädigungen) eigenständig gewaschen werden. Der Oberkörper, der Unterkörper, die Beine und die Füße können wegen Bewegungseinschränkungen nicht mehr alleine gewaschen und abgetrocknet werden. Prophylaxen sind täglich erforderlich, um weitere Funktionsausfälle zu verhindern. Die Haut bedarf einer besonderen Pflege (wegen Strahlenschäden) und Beobachtung (von auftretenden Hautdefekten), um eine Verschlechterung der Hautsituation zu verhindern.	45 Minuten
	Der tägliche durchschnittliche Hilfebedarf dieser Verrichtungen (am Waschbecken) beträgt insgesamt 45 Minuten bei zweimaliger Durchführung, um die Versicherte zu den entsprechenden Handlungen anzuhalten, sie zu motivieren und dazu zu bewegen, die Handlungen bis zum Ende durchzuführen.	05 Minuten
	Vierzehntägig wird ein Vollbad (ohne Haarwäsche) mit einem Zeitaufwand von 40 Minuten durchgeführt. Die Mundpflege und Reinigung der Zähne wird zweimal täglich durchgeführt und die Anleitung, Unterstützung und Übernahme dauert insgesamt 10 Minuten. Für das Kämmen werden 5 Minuten bei zweimaliger Durchführung notwendig.	10 Minuten 05 Minuten
	Vor allem wegen der bestehenden Blaseninkontinenz und wegen der nicht selbstständig durchführbaren Post-Exkretionshygiene ist ein besonders erhöhter Hilfebedarf notwendig. Mindestens sechsmal täglich und dreimal nachts meldet sich die Versicherte, um die Inkontinenzeinlagen zu wechseln, die nur mit personeller Hilfe (wegen kognitiver Einschränkungen) sachgerecht angelegt werden können. Die persönliche Körperhygiene nach der Miktion und die erforderlichen Prophylaxen können nicht selbstständig durchgeführt werden.	

Bereich	Regelmäßiger Hilfebedarf	Täglicher durchschnittlicher Minutenbedarf
Bereich der Körperpflege	Das Richten der Kleidung vor und nach der Miktion sowie das Bereitlegen und Entfernen der Inkontinenzunterlagen sind erforderlich. Für die Durchführung der Verrichtungen *(ohne spezielle Stomapflege)* sind insgesamt mindestens 110 Minuten täglich (bei mindestens sechsmaliger Durchführung am Tag und dreimaliger Durchführung in der Nacht) erforderlich. Bei der Ausscheidung wird nachts zusätzlich regelmäßig zu unregelmäßigen Zeiten Hilfebedarf notwendig. Nachbereitende Arbeiten sind im ganzen Bereich der Körperpflege selbstständig nicht möglich.	110 Minuten GESAMT: **175 Minuten**
Bereich der Ernährung	Im Bereich der Ernährung sind viermal täglich die mundgerechte Zubereitung und die portionsgerechte Vorgabe der Nahrung mit insgesamt 15 Minuten erforderlich. Die Menge der Nahrungs- und Flüssigkeitsaufnahme bedarf der ständigen Kontrolle, weil die Versicherte wegen kognitiven Einschränkungen dazu nicht mehr selbst in der Lage ist. Unterstützung, Anleitung und Aufforderungen bei der Nahrungsaufnahme ist viermal täglich und Nachts zur Flüssigkeitsaufnahme (Exikose) erforderlich, um noch vorhandene Fähigkeiten bei dieser Verrichtung zu erhalten und um einer Verschlechterung des Zustandsbildes durch Passivität entgegenzuwirken (nicht zuletzt, weil die obere Zahnprothese nicht mehr passt). Das Vorbereiten der Versicherten zur Nahrungsaufnahme, das Erreichen der Nahrung sowie die Durchführung der Hygiene vor und nach der Nahrungsaufnahme ist selbstständig nicht mehr möglich und die Unterstützung und Anleitung dauert täglich insgesamt mindestens 20 Minuten.	15 Minuten 20 Minuten GESAMT: **35 Minuten**
Bereich der Mobilität	Beim Aufstehen und zu Bett gehen werden bei viermaliger Durchführung insgesamt fünfzehn Minuten täglich benötigt, da ein selbstständiger Positionswechsel nicht möglich ist. Beim An- und Auskleiden ist die Übernahme bei der Beschaffung der Kleider aus dem Schrank, sowie beim An- und Ausziehen der Kleider notwendig. Die Anleitung, Unterstützung und Übernahme beim An- und Auskleiden der Unter- und Oberbekleidung, sowie beim Öffnen und Schließen von Verschlüssen, beim Einhalten der richtigen Reihenfolge und beim Einhalten des Wäschewechsels müssen durch eine personelle Hilfe gewährleistet werden. Der Zeitaufwand beträgt täglich mindestens 10 Minuten bei zweimaliger Durchführung. Eine Übernahme zur Erreichung einer Körperhaltung ist bei allen Positionswechseln notwendig. Die Beaufsich-	15 Min 10 Min

Bereich	Regelmäßiger Hilfebedarf	Täglicher durchschnittlicher Minutenbedarf
Bereich der Mobilität	tigung, diese Körperhaltung über einen längeren Zeitraum zu bewahren, ist wegen Selbstgefährdung (Fähigkeitsstörungen in der persönlichen Sicherheit und im situationsgerechten Verhalten) bei einer Verrichtung notwendig. Mindestens viermal täglich wird ein Positionswechsel vom Bett in den Rollstuhl oder bei der Lagerung im Bett erforderlich. Die Unterstützung und Übernahme beim Gehen/Stehen/Lagern/Bewegen (körper- und situationsgerechtes Lagern), die nur im Zusammenhang mit den Verrichtungen des täglichen Lebens stehen, zu den Mahlzeiten (das Aufsuchen und Verlassen des Speisesaals im gleichen Geschoß), bei der Körperpflege (am Waschbecken) und bei der Ausscheidung, ist insgesamt ein Zeitaufwand von täglich mindestens 20 Minuten wegen Immobilität erforderlich.	20 Minuten GESAMT: **45 Minuten**
Bereich der Hauswirtschaft	Folgende Hilfen sind bei der Versicherten erforderlich: Das wöchentliche Erstellen eines Einkaufs- und Speiseplanes, Einkaufen von Lebensmitteln, Bedarfsgegenstände der Hygiene und der hauswirtschaftlichen Versorgung, sowie die Unterbringung der eingekauften Gegenstände (inkl. Arzneimittelbeschaffung). Die tägliche Unterhaltsreinigung der Wohnung und das Beheizen der Wohnung. Das tägliche Sortieren nach Textilarten und das wöchentliche Waschen der Wäsche, Bügeln, Instandhalten und Einräumen der Wäsche. Das wöchentliche, vollständige Ab- und Beziehen des Bettes. Hilfebedarf besteht bei der tägliche Zubereitung des Frühstücks, einer warmen Mittagsmahlzeit, dem Abendessen und der Zwischenmahlzeit. Hier besteht beim Kochen, bei der Zubereitung, beim Spülen und beim Reinigen des Arbeitsbereiches Hilfebedarf. Die gesamte hauswirtschaftliche Versorgung wird von der vollstationären Einrichtung der Altenhilfe übernommen, da dies von der Versicherten nicht mehr durchgeführt werden kann und von existentieller Bedeutung für sie ist. Dabei ist ein durchschnittlicher täglicher Hilfebedarf von mehr als 90 Minuten erforderlich.	GESAMT: **>90 Minuten**

Zusammenfassung

Zur Befriedigung des individuell erforderlichen Hilfebedarfs der Versicherten ist ein Zeitaufwand von insgesamt täglich durchschnittlich **255 Minuten** erforderlich: In den Bereichen der Körperpflege, der Ernährung und der Mobilität (mit der Anleitung, der Beaufsichtigung und der Übernahme der genannten Verrichtungen).

Dieser Hilfebedarf ist notwendig, um den Krankheitsverlauf günstig zu beeinflussen und die Lebensqualität speziell bezogen auf die persönliche Identität der Versicherten bis zu ihrem Lebensende möglichst zu erhalten. Auch um größere Pflegebedürftigkeit abzuwenden. Nur so kann verhindert werden, dass diese Alltagsfähigkeiten vorzeitig und komplett verloren gehen.
Der tägliche hauswirtschaftliche Hilfebedarf beträgt mehr als **90 Minuten**.
Somit sind insgesamt durchschnittlich täglich mehr als **345 Minuten** an Hilfebedarf bei der Versicherten erforderlich.

7.5 Ergebnis der Prüfung des Vorliegens von Pflegebedürftigkeit

Ergebnis der Prüfung nach SGB XI

Das Interventionspotential zur Erhaltung der in geringem Umfang bestehenden funktionellen Leistungen in Bezug auf den gegenwärtigen Zustand und die zur Befriedigung der genannten Grundbedürfnisse hinsichtlich der Fähigkeitsstörungen liegen bei einem tagesdurchschnittlichen pflegerischen Hilfebedarf von 255 Minuten. Zusätzlich ist regelmäßig zu unregelmäßigen Zeiten, auch in der Nacht, Hilfebedarf erforderlich.
Der tägliche hauswirtschaftliche Hilfebedarf beträgt mehr als 90 Minuten.
Der bestehende Hilfebedarf der Versicherten wird durch die Einrichtung bedarfsgerecht erbracht. Das Einbeziehen der »häuslichen Wohnsituation« wird bei dieser Erhebung nicht berücksichtigt. Folglich müssen die angegeben Zeiten im Sinne des Gesetzgebers noch erhöht werden.

Bei Frau Mustermann liegt Pflegebedürftigkeit im Sinne des SGB XI mindestens seit dem 06. 04. 199X vor, sodass die Forderung der Mindestdauer für Pflegebedürftigkeit von sechs Monaten bereits überschritten wurde.
Frau Mustermann ist nach den erhobenen gutachterlichen Befunden sowie nach § 15 SGB XI und nach den Richtlinien zur Begutachtung von Pflegebedürftigkeit nach dem Pflegeversicherungsgesetzes der Pflegestufe III zuzuordnen.

Prognose über die Entwicklung der Pflegebedürftigkeit

Eine Abnahme des Pflegeaufwandes ist aufgrund des hohen Alters, der medizinischen Diagnosen, der irreversiblen Schädigungen und irreversiblen Fähigkeitseinschränkungen sowie des deutlich reduzierten Kräftezustandes nicht zu erwarten. Während einer anderen zusätzlichen akuten Erkrankung wird derzeit schon ein erhöhter Hilfebedarf über mehrere Wochen vom Pflegepersonal (z.B. während der Rekonvaleszenz) geleistet.
Es besteht keine Aussicht auf Verbesserung der funktionellen Leistungen. Die vorliegenden medizinischen und pflegerischen Befunde weisen mit höchstgradiger Wahrscheinlichkeit auf eine künftige Erhöhung des Hilfebedarfes hin.

Erfordernis der vollstationären Pflege

Die verwitwete Versicherte lebte in einem Alten- und Pflegeheim. Als dieses Heim vor der Schließung stand, entschloss sich Frau Mustermann im April 199X für eine Übersiedlung ins Alten- und Pflegeheim in Sonnental.
Die Kinder von Frau Mustermann waren schon vor der ersten Heimaufnahme mit der Pflege überfordert. Deshalb war eine vollstationäre Betreuung erforderlich geworden.

7.6 Empfehlung an die Pflegekasse/individueller Pflegeplan

Maßnahmen zur Rehabilitation
Derzeit keine Anregungen.

Verbesserungen der Pflegehilfsmittel – Hilfsmittelversorgung
Derzeit keine Anregungen.

7.7 Zusätzliche Empfehlungen/Bemerkungen

Die Beurteilung des täglichen Hilfebedarfes stimmt mit den Erhebungen der vollstationären Einrichtung (vom Januar 199X und März 199X) überein und zeigen einen unveränderten erhöhten Zeitaufwand.

7.8 Zusammenfassende Abschlussbeurteilung

Bei Frau Mustermann bestehen folgende pflegebegründende Diagnosen:
Die Diagnosebestätigung des Hausarztes enthält die ärztlichen Diagnosen (Stand: Juni 199X). Aus den vorhandenen Unterlagen gehen folgende medizinischen Diagnosen hervor (wörtlich übernommen):
Versiko – vaginale Fistel nach Uterus und Sigma-CA mit Harninkontinenz, Anus praeter
Bescheid des Versorgungsamt Sonnental vom Januar 199X (wörtlich übernommen):
1. Durchblutungsstörungen beider Beine 2.Teilversteifung im linken Mittelfußgelenk 3. Chronisches Magenleiden 4. Bluthochdruck und Totaloperation 5. Operiertes Mamma – NPL 6. Cysto – Rectale Fistel, Colonresektion, Anus praeter
Krankenhausbericht vom November 198X enthält folgende Angaben:
Diagnose: Mamma Carcinom links. Verdacht auf Carcinom – Rezidiv nach Totaloperation, Zysto – rectale Fistel, Zustand nach Bestrahlung 1972
Therapie: Quatrantenexzision der linken Mammae ohne Axilla-Ausräumung/Bestrahlung

Schädigungen
Intellektuelle Schädigungen, andere psychische Störungen, Sprachschädigungen, Ohrschädigungen, Augenschädigungen, viszerale Schädigungen, Skelettschädigungen, entstellende Schädigungen, generalisierte sensomotorische und andere Schädigungen.

Fähigkeitsstörungen
Im Verhalten, in der Kommunikation, in der Selbstversorgung, in der Fortbewegung, in der körperlichen Beweglichkeit, in der Geschicklichkeit und situationsbedingte Fähigkeitsstörungen.

Zusammenfassend ist festzustellen, dass es sich um eine 9X-jährige Versicherte handelt, die seit April 199X im Alten- und Pflegeheim in Sonnental auf einer Pflegeetage lebt. Frau Mustermann wurde bei der Begutachtung in einem deutlich reduzierten Allgemeinzustand und in einem depressiven Gemützustand angetroffen.
Die Versicherte ist, vor allem wegen des Uterus- und Sigmakarzinoms, dem abnormen Orificium, den multiplen auftretenden Metastasen sowie wegen der intellektuellen Schädigungen und dem demenziellen Syndrom mit partieller Bewahrung einiger weniger kognitiver Funktionen und Fertigkeiten in fast allen Bereichen des täglichen Lebens auf fremde Hilfe angewiesen (siehe Punkt: 7.4).
Folgende Tätigkeiten im Bereich der Körperpflege werden bei ihr täglich durchschnittlich verrichtet: Zweimal waschen, zweimal Zahn- und Mundpflege, zweimal Kämmen; 14-tägig ein Vollbad.
Personeller Hilfebedarf ist wegen der körperlichen Fähigkeitsstörungen, der Beweglichkeit und der kognitiven Einschränkungen notwendig. Es liegt eine Harninkontinenz (cysto rektale Fistel und der Blasenboden war als Strahlungsfolge verquollen) vor, die mindestens sechsmal täglich und dreimal in der Nacht Hilfen bei der Ausscheidung erforderlich macht. Eine besonders sorgfältige Post- Exkretionshygiene ist notwendig, damit weitere Hautdefekte (Zustand nach Bestrahlung) vermieden werden. Im gesamten Bereich der Körperpflege ist bei der Anleitung, Unterstützung und Übernahme der Verrichtungen ein hoher Zeitaufwand erforderlich, damit verhindert wird, dass diese Alltagsfähigkeit vorzeitig und komplett verloren geht.
Im Bereich der Ernährung ist viermal beim mundgerechten Zubereiten der Nahrung und bei der Nahrungsaufnahme (nicht zuletzt wegen Schädigungen des Kauens) Hilfebedarf notwendig.
Wegen Fähigkeitsstörungen in der körperlichen Beweglichkeit, in der Geschicklichkeit und wegen situationsbedingten Fähigkeitsstörungen sind im Bereich der Mobilität umfangreiche Hilfeleistungen (wie Stellungswechsel im Bett, Stellungswechsel aus dem Liegen, aus dem Sitzen oder zur Erreichung eines Bettes oder Stuhles) notwendig: Zweimal beim Aufstehen/Zubettgehen, zweimal beim An-/Auskleiden, viermal beim Stehen/Lagern und dreimal beim Gehen/Bewegen.
Der Pflegebedarf fällt rund um die Uhr an, auch der nächtliche Hilfebedarf ist regelmäßig zu unregelmäßigen Zeiten gegeben. Dieser Pflegezustand ist mindestens seit April 199X unverändert, sodass die Forderung der Mindestdauer für Pflegebedürftigkeit von sechs Monaten bereits überschritten wurde.
Der zeitliche Aufwand in Bezug auf den pflegerischen Hilfebedarf, wie oben dargestellt, beträgt täglich mehr als 255 Minuten. Der pflegerische Hilfebedarf wird durch professionelle Pflegekräfte ausgeführt, wonach sich diese Zeiten bei der Berücksichtigung der häuslichen Wohnsituation noch um ein Wesentliches erhöhen.
Neben der Grundpflege wird in erheblichem Umfang Behandlungspflege (vor allem wird ein erhöhter Zeitaufwand bei der Stomapflege wegen der bestehenden Stuhlinkontinenz) geleistet.
Hinzu kommt die Zeit der vollständigen Übernahme der hauswirtschaftlichen Tätigkeiten durch die vollstationäre Einrichtung der Altenhilfe, mit einem Zeitaufwand von mindestens 90 Minuten täglich.

Der grundpflegerische und pflegeunterstützende Aufwand hat gegenüber der hauswirtschaftlichen Versorgung eindeutig das Übergewicht.
Aus obiger Darstellung geht somit hervor, dass die Voraussetzungen zur Anerkennung zur Eingruppierung in die Pflegestufe III (Schwerstpflegebedürftigkeit) nach SGB XI erfüllt sind, die der Gesetzgeber hierzu vorsieht.

Sonnental, 19. 10. 1999

gez. Irmgard Häseler
exam. Krankenschwester, Diplom Pflegewirtin (FH),
Pflegemanager von mehreren vollstationären Einrichtungen der Altenhilfe

Anlage 1 zum Gutachten: Literaturverzeichnis

(1) Kaspers, Uwe/Quade, Jens (Hrsg.): SOLEX. Die Datenbank zur Sozialgesetzgebung. Regensburg: Walhalla Fachverlag, CD-ROM, Version 1998.3
(2) KKF-Verlag (Hrsg.): Pflege VG Handbuch. Pflege-Versicherungsgesetz. Sozialgesetzbuch XI. Altötting: KKF – Der Fachverlag für Sozialversicherung, 4. Auflage 1996
(3) Matthesius, Rolf-Gerd (Übers.): Internationale Klassifikation der Schädigungen, Fähigkeitsstörungen und Beeinträchtigungen. Berlin, Wiesbaden: Ullstein Mosby GmbH & Co. KG, 1. Auflage 1995
(4) Medizinischer Dienst der Spitzenverbände der Krankenkassen (Hrsg.): Richtlinien der Spitzenverbände der Pflegekassen zur Begutachtung von Pflegebedürftigkeit nach dem XI. Buch des Sozialgesetzbuches. Essen: DZS – Druckzentrum Sutter & Partner, 1. Auflage 1997
(5) Pick, Peter/Brüggemann, Jürgen: Antragstellung und Begutachtung stationärer Pflegeleistungen. In: Pflegen Ambulant 01/96. Vertreter des Medizinischen Dienstes der Spitzenverbände der Krankenkassen e.V., Fachgebiet Pflege, Essen
(6) Wallhalla Fachverlag (Hrsg.): Vollstationäre Pflege (Pflegeversicherung) Erläuterungen vom 10. 07. 1996. Regensburg: Wallhalla Fachverlag, 1. Auflage 1996

weiterführende Literatur:

Kuratorium Deutsche Altershilfe (Hrsg.): Forum 28. Resident Assessement Instrument (RAI), System zur Klientenbeurteilung und Dokumentation. Köln: Kuratorium Deutsche Altershilfe, 1. Auflage 1996

8. Abschließende Betrachtung

Aus dem Verlauf der aufgezeigten Ausführungen geht hervor, dass die pflegerische Begutachtung nach dem Pflegeversicherungsgesetz zur Feststellung der Pflegebedürftigkeit (im Formulargutachten der Pflegeversicherung) nach den allgemeinen Grundsätzen der Gutachtenerstattung und nach pflegefachlicher Auffassung nur unvollständig und mangelhaft möglich ist. Eine intensivere und weitere Betrachtung ist noch außerhalb dieses Buches weiterhin möglich.
Bei der Umsetzung der Pflegeversicherung hat der Gesetzgeber die Erhebung des pflegerischen Hilfebedarfs vor allem auf die medizinischen Diagnosen gestützt und bewertet.
Die Pflegeversicherung bietet aber unter anderem z.B. die Möglichkeit, bei der Erhebung des Hilfebedarfes (der Beurteilung des Klienten) die Aktivitäten des täglichen Lebens einzuschätzen und zu bewerten. Diese Erhebung bildet die Grundlagen der Pflegeplanung, die Evaluation. Pflegefachlich betrachtet bleibt es aber eine unvollständige Erhebung und die Gesamtbeurteilung des Versicherten bleibt aus.
Das Pflegeziel wird in der Pflegeversicherung nur global durch »aktivierende Pflege« vorgeschrieben und lässt die Möglichkeit der individuellen Beschreibung der notwendigen Pflegemaßnahmen des Versicherten außer Betracht.
Die entsprechenden, erforderlichen Pflegemaßnahmen werden im Rahmen der Begutachtung zur Feststellung der Pflegebedürftigkeit nur in der Weise geschildert, dass die bloße Durchführung der Verrichtung aufgeführt wird. Die pflegefachliche Aufgabenerfüllung z.B. Beobachten, Wahrnehmen und Anpassen dieser Erkenntnisse an den aktuellen Pflegeplan werden weder verlangt noch gefordert.
Aus pflegefachlicher Auffassung ist die Beurteilung eines Pflegebedürftigen und stetige Anpassung des Hilfebedarfes des Betroffenen unverzichtbar, um aktivierende Pflege durchführen zu können.
In den Ausführungen wurde aber auch deutlich, dass gesetzliche Grundlagen zur pflegefachlichen Umsetzung der Pflegeversicherung in der Bundesrepublik Deutschland gegeben sind. Die Richtlinien der Pflegeversicherung und die entsprechenden Durchführungsverordnungen lassen aber nur eine restriktive, beschränkende und einengende Beurteilung des Pflegebedürftigen (hinsichtlich seiner individuellen Pflegebedürfnissen) zu.
Hier stellt sich nun vor allem die Frage, warum die anerkannte pflegefachliche Meinung in fast allen Punkten des Formulargutachtens unfachmännisch dargestellt wird?
Im Gesetz sind die Grundlagen für die fachmännische Umsetzung der Gutachten (wie oben dargestellt) geschaffen. Jedoch die Richtlinien zur Begutachtung, die Begutachtungsanleitungen und die Erläuterungen zu den Richtlinien der Spitzenverbände der Pflegekassen zur Begutachtung von Pflegebedürftigkeit nach dem XI. Buch des Sozialgesetzbuches bestimmen über die Inhalte und Umsetzung der Verordnung.
Das Erarbeiten dieser Richtlinien wird im § 17 Pflegeversicherungsgesetz[30] geregelt. Dabei sind die Bundesverbände der Pflegeberufe und Bundesverbände Privater Alten- und Pflegeheime und andere Arbeitsgemeinschaften beteiligt.

Die Richtlinien werden erst wirksam, wenn das Bundesministerium für Arbeit und Sozialordnung sie genehmigt. Auch hier sind die gesetzlichen Voraussetzungen gegeben, jedoch die Umsetzung der Fachmeinung ist nicht erfolgt.
Eine Reihe von Fragen bleiben offen, z.B.:

- Wie wird überhaupt die Fachmeinung der Pflegefachkräfte in den entsprechenden Gremien vertreten?
- Wird die Fachmeinung der Pflegefachleute auf das gesetzliche Maß reduziert?
- Wird in den Gremien fachlich und sachkundig diskutiert?
- Liegen methodische, wissenschaftliche Erkenntnisse vor, um sorgfältig die Untersuchungsergebnisse präsentieren zu können?
- Gibt es überhaupt eine einheitliche Fachmeinung des Berufsstandes der Pflege in Bezug auf die Richtlinien des Pflegeversicherungsgesetzes?

Bei der Durchsicht der vorhandenen Literatur ist über eine Fachmeinung der Pflege, im Rahmen der Pflegeversicherung und deren Verordnungen, keine aktuelle Auffassung zu ermitteln. Um die Richtlinien der Pflegeversicherung mit zu gestalten, muss aber zunächst innerhalb der Berufsgruppe der Pflegefachleute eine Fachmeinung nach wissenschaftlicher Methode gesichert werden. Erst danach kann die Berufsgruppe in den politischen Gremien den Berufsstand adäquat vertreten und somit die Richtlinien zur Ausführung eines Gesetzes aktiv mitgestalten und formulieren.
Um dieses Ziel, die Erklärung von Phänomenen, zu erreichen, bedarf es der Akquisition von Wissen und der Entwicklung und des Testens von Theorien. Zum heutigen Zeitpunkt ist eine derartige Umsetzung im Pflegefachbereich in der Bundesrepublik Deutschland noch nicht möglich, weil:

- In der Berufsgruppe der Pflegefachleute noch zu wenig Wissen (nach der formalen, systematischen Anwendung der wissenschaftlichen Methode zur Erforschung von Problemen) gesammelt wurde.
- Die Systematisierung des theoriearmen und phänomenreichen Erfahrungswissens der Pflege fehlt.
- Der überwiegende Teil der Berufsangehörigen in der BRD, wegen fehlender methodischer Kenntnisse, dieses Wissen fachwissenschaftlich nicht überprüfen und bewerten kann.

Das heißt also, dass zum jetzigen Zeitpunkt eine kurzfristige Lösung nicht gegeben werden kann, um sozialpolitisch mitgestalten zu können.
Andererseits können jedoch einige Punkte bei der Erstellung eines Pflegegutachtens auch ohne pflegewissenschaftlichen oder politischen Ergänzungen berücksichtigt werden, um auch für den Nichtfachmann (hier z.B. der Pflegebedürftige, der Versicherungsangestellte bei der Pflegekasse oder der Richter beim Sozialgericht) bei einem Pflegegutachten nach dem SGB XI gewissenhaft, sorgfältig sowie nachvollziehbar die Schlussfolgerungen aufzubauen.
Das im vorhergehenden Abschnitt aufgeführte freie wissenschaftliche Gutachten zur Feststellung der Pflegebedürftigkeit stellt im Rahmen der Pflegeversicherung eine Mindestanforderung für die Festlegung der Pflegestufe eines Versicherten dar.
Gleichzeitig beugt sich das erstellte freie wissenschaftliche Gutachten den Anforderungen der ausgearbeiteten Richtlinien der Pflegeversicherung so stark, dass bei einer entsprechenden Analyse und Bewertung des Gutachtens den Anforderungen des aktuellen pflegerischen Wissenstandes nicht entsprochen wird. Hierbei handelt es sich vor allem darum, dass ein Gutachten zur

Feststellung der Pflegebedürftigkeit den allgemeinen und speziellen Grundsätzen entspricht. Eine Anpassung an die jetzige gesetzliche Struktur war beabsichtigt. Damit können die derzeitigen Möglichkeiten ausschöpfend beschrieben werden, damit der Versicherte bei der Beurteilung der Pflegebedürftigkeit keine Benachteiligung innerhalb der jetzigen Gesetzgebung erfährt.

Das wiederum soll aber hier nicht heißen, dass dies so für die Zukunft gewollt ist.

Im Gegenteil: Die Mitglieder der Berufsgruppe »der Pflege« sind aufgefordert, in den entsprechenden Gremien aktiv mitzuarbeiten, damit die pflegefachlichen Anforderungen an die Begutachtung der Pflegebedürftigkeit in die Gesetzgebung integriert werden. Dazu ist aber erforderlich, dass die Pflegefachkräfte das erforderliche, spezielle Wissen sammeln, erforschen und systematisieren. Erst wenn die Pflegefachkräfte befähigt sind, nach wissenschaftlicher Methode zu arbeiten, können Veränderungen herbeigeführt werden.

Beim derzeitigen überwiegenden Bildungsstand der Mitglieder der Pflegeberufe ist diese Forderung nicht zu erfüllen. Wenn aber das erforderliche Wissen in den Pflegeberufen erworben ist und die Mehrzahl der Pflegefachkräfte zu wissenschaftlicher und theoretischer Arbeit befähigt sind, können Veränderungen stattfinden.

Die Umsetzung der Pflegeversicherung muss in der kommenden Zeit von den Pflegefachkräften aktiv mitgestaltet werden, denn dies ist ein gesellschaftlich relevantes Problem, das in Zukunft auf Grund der demographischen Entwicklung immer mehr an Bedeutung für die Bevölkerung der Bundesrepublik gewinnt. Die diesbezüglichen Interessen der Bürgerinnen und Bürger der Bundesrepublik Deutschland können nur durch pflegefachliche Intervention innerhalb der Gestaltung und Durchführung der Pflegeversicherung umgesetzt werden.

Tabellenverzeichnis

Literatur

BAYERLEIN, WALTER (Red.)/BAER, ROLF (Bearb.): Praxishandbuch Sachverständigenrecht. München, Beck'sche Verlagsbuchhandlung, 2. Auflage 1996

BEHREND, CHRISTOPH: Aufgaben und Probleme sozialmedizinischer Begutachtung – am Beispiel der gesetzlichen Pflegeversicherung. In: Jahrbuch des DZA 1997. Beiträge zur sozialen Gerontologie und Alterspolitik, Band 3, 37–70. Hrsg.: Deutsches Zentrum für Altersfragen e.V. – Regensburg, Transfer Verlag, 1998

BIBLIOGRAPHISCHES INSTITUT (Hrsg.): Duden. Die sinn- und sachverwandten Wörter. Mannheim, Brockhaus AG, CD-ROM 1995

BÖHME, HANS: Der Begriff der Pflegebedürftigkeit in der Pflegeversicherung. In: Pflegen Ambulant. Melsungen, 6. Jahrgang, Heft 3, 1995, 38–39

BRENNECKE, RALPH/SCHELP, FRANK P.: Sozialmedizin. Stuttgart: Ferdinand Enke Verlag, 1993

BROCKHAUS (Hrsg.): Brockhaus Enzyklopädie. Ergänzungsband A–Z. Mannheim: Brockhaus GmbH, 1996

BROCKHAUS (Hrsg.): Brockhaus Enzyklopädie. Mannheim, Brockhaus GmbH, 19. Auflage 1989

BUNDESMINISTERIUM FÜR ARBEIT UND SOZIALORDNUNG, REFERAT ÖFFENTLICHKEITSARBEIT (Hrsg.): Erster Bericht des Bundesministeriums für Arbeit und Sozialordnung über die Entwicklung der Pflegeversicherung seit ihrer Einführung am 01. Januar 1995. Bonn, Bonner Universitäts- Buchdruckerei, 1998

DENKHAUS, WOLFGANG: Sozial- und Arbeitsmedizin. Unveröffentlichtes Vorlesungsmaterial. In der Katholischen Fachhochschule Mainz, Fachbereich Pflege, im Wintersemester, Mainz 1995–1996

DEUTSCHER BERUFSVERBAND FÜR PFLEGEBERUFE (Hrsg.): Rund um den DBfK. Stellungnahme des Deutschen Berufsverbandes für Pflegeberufe zur Begutachtung der Pflegebedürftigkeit und Verordnung von Pflegehilfsmitteln. In: Krankenpflege. Eschborn: 46. Jahrgang, Heft 11, 1992, 637–638

DEUTSCHER BERUFSVERBAND FÜR PFLEGEBERUFE (Hrsg.): Rund um den DBfK. Definition Pflegebedürftigkeit. In: Krankenpflege. Eschborn, 46. Jahrgang, Heft 11, 1992, 638

DIEHL, MARGIT: Geschichtliche Entwicklung des Gesundheitswesens.
In: Die Schwester/Der Pfleger. Melsungen, 32. Jahrgang, Heft 10, 1993, 858–863

DOENGES, MARILYNN E./MOORHOUSE, MARY FEANCES: Pflegediagnosen und Maßnahmen. Bern, Göttingen, Toronto, Seattle: Hans Huber Verlag, 2. Auflage 1994

FRITZE, EUGEN/MAY, BURKARD (Hrsg.): Die ärztliche Begutachtung. Rechtsfragen, Funktionsprüfungen, Beurteilungen, Beispiele. Darmstadt, Dr. Dietrich Steinkopff Verlag, 5. Auflage 1996

GORDON, MARJORY: Pflegediagnosen. Berlin, Wiesbaden: Ullstein Mosby GmbH & Co. KG, 1994

KASPERS, UWE/QUADE, JENS (Hrsg.): SOLEX. Die Datenbank zur Sozialgesetzgebung. Regensburg, Walhalla Fachverlag, CD-ROM, Version 1998.3

KELLNHAUSER, EDITH (Hrsg.): Der diagnoseorientierte Pflegeprozeß. Exemplarische Pflegepläne auf der Grundlage ausgewählter Pflegetheorien. Melsungen: Bibliomed Verlag, Band 3, 1998

KELLNHAUSER, EDITH: Grundlagen pflegerischer Aktivitäten. Unveröffentlichtes Vorlesungsmaterial. In der Katholischen Fachhochschule Mainz, Fachbereich Pflege, im Wintersemester, Mainz 1994–1995

KELLNHAUSER, EDITH: Qualitätssicherung in der Pflege. Unveröffentlichtes Vorlesungsmaterial. In der Katholischen Fachhochschule Mainz, Fachbereich Pflege, im Sommersemester, Mainz 1995

KELLNHAUSER, EDITH: Qualitätssicherung ist für die Krankenpflege sehr wichtig. Die Rolle der Pflegeplanung und Pflegedokumentation bei der Darstellung der Pflegequalität. In: Krankenhaus Umschau, 12/92, 891–898

KKF-VERLAG (Hrsg.): Pflege VG Handbuch. Pflege-Versicherungsgesetz. Sozialgesetzbuch XI. Altötting, KKF – Der Fachverlag für Sozialversicherung, 4. Auflage 1996

KURATORIUM DEUTSCHE ALTERSHILFE (Hrsg.): Forum 28. Resident Assessement Instrument (RAI), System zur Klientenbeurteilung und Dokumentation. Köln: Kuratorium Deutsche Altershilfe, 1996

MATTHESIUS, ROLF-GERD (Übers.): Internationale Klassifikation der Schädigungen, Fähigkeitsstörungen und Beeinträchtigungen. Berlin, Wiesbaden, Ullstein Mosby GmbH & Co. KG, 1995

MEDIZINISCHER DIENST DER SPITZENVERBÄNDE DER KRANKENKASSEN (Hrsg.): Richtlinien der Spitzenverbände der Pflegekassen zur Begutachtung von Pflegebedürftigkeit nach dem XI. Buch des Sozialgesetzbuches. Essen, DZS – Druckzentrum Sutter & Partner, 1997

MEYER (Hrsg.): Enzyklopädisches Lexikon. Mannheim, Wien, Zürich, Bibliographisches Institut, Lexikon Verlag, 9. Auflage 1977

MICROSOFT CORPORATION (Hrsg.): Lexi-ROM. Mannheim, Bibliographisches Institut & F. A. Brockhaus AG, 1995

PSCHYREMBEL, WILLIBALD/HILDEBRANDT, HELMUT (Hrsg.): Pschyrembel. Klinisches Wörterbuch. Berlin, Hamburg: Walter de Gruyter & Co., Porta Coeli knowledge technologie GmbH, 258. Auflage, 1. Programmversion -CD-ROM- 1998

ROPER, NANCY/LOGEN, WINFREID W./TIERNEY, ALISON J.: Die Elemente der Krankenpflege. Ein Pflegemodell, das auf einem Lebensmodell beruht. Basel, Recom-Verlag, 4. Auflage 1993

SCHEWIOR-POPP, SUSANNE (Hrsg.): Patientenbeobachtung in der Pflegeausbildung. Ausgewählte Unterrichtsentwürfe. Melsungen: Bibliomed Verlag, 1997

SCHWEIZERISCHES INSTITUT FÜR DAS GESUNDHEITSWESEN (Hrsg.): Instrumente zur Messung des Pflegeaufwandes in Altersheimen und Akutspitälern. Aarau, Schweizerisches Institut für das Gesundheitswesen, 1995

ZUSCHLAG, BERNDT: Das Gutachten des Sachverständigen. Rechtsgrundlagen, Fragestellungen, Gliederung, Rationalisierung. Göttingen, Stuttgart, Verlag für Angewandte Psychologie, 1992

Anlage 1: Formulargutachten für Antragsteller aus dem häuslichen Bereich und aus vollstationären Einrichtungen

Medizinischer Dienst der Krankenversicherung

Gutachten zur Feststellung der Pflegebedürftigkeit gemäß SGB XI

Pflegekasse: (Name/Adresse/IK)
Versicherter: .... Geb.-Datum ☐☐☐☐☐☐
Name, Vorname .... Geschl. m ☐ w ☐
Telefon-Nr. ....
Straße ....
Ort ☐☐☐☐☐ ....
Wohnhaft bei .... Wohnort (PLZ) ☐☐☐☐☐ ....
ggf. davon abweichender derzeitiger Aufenthaltsort: Wohnhaft bei
Straße: .... Wohnort (PLZ) ☐☐☐☐☐ ....
behandelnder Arzt:
(Name, Facharzt für .... Adresse, Tel-Nr.) ....
Pflegeperson/en
A Name, Vorname ....
B Name, Vorname ....
C Name, Vorname ....
D Name, Vorname ....
Pflegeinstitution: Name: .... Straße: .... Ort: ....
Tel.-Nr.: ....
....

Antrag auf
Sachleistung: ☐ auf Geldleistung: ☐
auf kombinierte Geld-/Sachleistung: ☐
Derzeitige Pflegestufe* ☐ I ☐ II ☐ III ☐ keine *nur bei Wiederholungsbegutachtung auf kombinierte Geld-/Sachleistung ☐
....

Untersuchung am: ☐☐☐☐☐☐ um .... Uhr, durch ....
MDK-Beratungsstelle:
☐ Erstgutachten ☐ Folge-/Wiederholungsgutachten ☐ Widerspruchsgutachten
Untersuchungsort: Privatwohnung ☐ Pflegeeinrichtung ☐ Sonstiges ☐
Versorgungssituation und Pflegebegründende Vorgeschichte nach Angaben der/des ....

1. Derzeitige Versorgung/Betreuung
1.1 Ärztliche Betreuung: ja ☐ nein ☐
Hausbesuche/Praxisbesuche
....

Medikamentöse Versorgung ....

....

1.2 Heilmittelversorgung/häusliche Krankenpflege

Krankengymnastik ☐ Behandlungspflege ☐
Ergotherapie ☐ Grundpflege ☐
Logopädie ☐ Sonstiges ☐

....

....

1.3 Versorgung mit Hilfsmitteln/technischen Hilfen/Verbrauchsgütern

Vorhandene Hilfsmittel? ....

....

Welche Verrichtungen sind hierdurch voll kompensiert ?

....

Ungenutzte Hilfsmittel? ....

....

1.4 Umfang der pflegerischen Versorgung

☐ Pflege durch Angehörige/Bekannte ☐ × [tägl.|wöchentl.|fallweise|rund um die Uhr]

☐ Pflege durch Pflegeinstitutionen
- ambulanter Pflegedienst ☐ × [tägl.|wöchentl.|fallweise|rund um die Uhr]
- Tagespflege/Nachtpflege ☐ × [wöchentl.|fallweise]
- Kurzzeitpflege ☐ × [fallweise]

☐ Pflege in vollstationärer Einrichtung

Welche der angegebenen Pflegepersonen pflegt pro Woche

	weniger als 14 Std.	mindestens 14 Std.	mindestens 21 Std.	mindestens 28 Std.
Pflegeperson A	☐	☐	☐	☐
Pflegeperson B	☐	☐	☐	☐
Pflegeperson C	☐	☐	☐	☐
Pflegeperson D	☐	☐	☐	☐

1.5 Pflegerelevante Aspekte der Betreuungssituation

Versicherte(r) alleinlebend ja ☐ nein ☐
Tagesstrukturierende Einrichtung ☐ ....
Sonstiges ☐ ....

....

1.6 Pflegerelevante Aspekte der Wohnsituation

....

....

2. Pflegebegründende Vorgeschichte

....

....

....

....

Seit wann ist selbständige Lebensführung eingeschränkt? (Monat/Jahr) M M J J ☐☐☐☐

Gutachterliche Befunde und Stellungnahme

3. Würdigung vorliegender Fremdbefunde:

....

....

4. Erhobene pflegebegründende Befunde

4.1 Allgemeinbefund

.... gut ☐

.... mäßig ☐

.... deutlich reduziert ☐

4.2 Funktionelle Einschränkungen

4.2.1 des Stütz- und Bewegungsapparates

wo? .... Form? .... Grad? ....

....

keine ☐ mäßig ☐ schwer ☐ Funktionsausfall ☐

4.2.2 der inneren Organe

wo? .... Form? .... Grad? ....

....

keine ☐ mäßig ☐ schwer ☐ Funktionsausfall ☐

4.2.3 der Sinnesorgane

wo? .... Form? .... Grad? ....

....

keine ☐ mäßig ☐ schwer ☐ Funktionsausfall ☐

4.2.4 des ZNS und der Psyche

wo? .... Form? .... Grad? ....

....

keine ☐ mäßig ☐ schwer ☐ Funktionsausfall ☐

Desorientierung: keine ☐ zum Ort ☐ zur Zeit ☐ zur eigenen Person ☐
Bewußtseinslage: wach ☐ schläfrig ☐ benommen ☐
somnolent ☐ komatös ☐

4.2.5 Pflegebegründende Diagnose/n:

.... ICD ☐☐☐☐☐

.... ICD ☐☐☐☐☐

Weitere Diagnosen: ....

4.3 Fähigkeiten in bezug auf die Aktivitäten des täglichen Lebens

4.3.1 Vitale Funktionen aufrechterhalten

.... selbstständig ☐
.... bedingt selbstständig ☐
.... teilweise unselbstständig ☐
.... unselbstständig ☐

4.3.2 Sich situativ anpassen können

.... selbstständig ☐
.... bedingt selbstständig ☐
.... teilweise unselbstständig ☐
.... unselbstständig ☐

4.3.3 Für Sicherheit sorgen können

.... selbstständig ☐
.... bedingt selbstständig ☐
.... teilweise unselbstständig ☐
.... unselbstständig ☐

4.3.4 Sich bewegen können

.... selbstständig ☐
.... bedingt selbstständig ☐
.... teilweise unselbstständig ☐
.... unselbstständig ☐

4.3.5 Sich sauber halten und kleiden können

.... selbstständig ☐
.... bedingt selbstständig ☐
.... teilweise unselbstständig ☐
.... unselbstständig ☐

4.3.6 Essen und trinken können

.... selbstständig ☐
.... bedingt selbstständig ☐
.... teilweise unselbstständig ☐
.... unselbstständig ☐

4.3.7 Ausscheiden können

.... selbstständig ☐
.... bedingt selbstständig ☐
.... teilweise unselbstständig ☐
.... unselbstständig ☐

4.3.8 Sich beschäftigen können

.... selbstständig ☐
.... bedingt selbstständig ☐
.... teilweise unselbstständig ☐
.... unselbstständig ☐

4.3.9 Kommunizieren können

- .... selbstständig ☐
- .... bedingt selbstständig ☐
- .... teilweise unselbstständig ☐
- .... unselbstständig ☐

4.3.10 Ruhen und schlafen können

- .... selbstständig ☐
- .... bedingt selbstständig ☐
- .... teilweise unselbstständig ☐
- .... unselbstständig ☐

4.3.11 Soziale Bereiche des Lebens sichern können

- .... selbstständig ☐
- .... bedingt selbstständig ☐
- .... teilweise unselbstständig ☐
- .... unselbstständig ☐

5. Bestimmungen der Pflegebedürftigkeit

Hilfebedarf in Form der Unterstützung, teilweisen oder vollständigen Übernahme, Beaufsichtigung oder Anleitung

5.1 Körperpflege	nein	ja	falls ja, wie oft täglich
Waschen	☐	☐	....
Duschen/Baden	☐	☐	....
Zahnpflege	☐	☐	....
Kämmen und Rasieren	☐	☐	....
Darm-/Blasenentleerung	☐	☐	....

Zeitaufwand ....

5.2 Ernährung

Mundgerechte Zubereitung	☐	☐	....
Nahrungsaufnahme	☐	☐	....

Zeitaufwand ....

5.3 Mobilität

Aufstehen/Zu Bett Gehen	☐	☐	....
An-/Auskleiden	☐	☐	....
Stehen	☐	☐	....
Gehen	☐	☐	....
Treppensteigen	☐	☐	....
Verlassen/Wiederaufsuchen der Wohnung	☐	☐	....

Zeitaufwand ....

5.4 Hauswirtschaftliche Versorgung falls ja, wie oft pro Woche

Einkaufen	☐	☐	....
Kochen	☐	☐	....

	nein	ja	falls ja, wie oft täglich
Reinigung der Wohnung	☐	☐	....
Spülen	☐	☐	....
Beheizen der Wohnung	☐	☐	....
Wechseln/Waschen der Wäsche/ Kleidung	☐	☐	....

Zeitaufwand ....

Bemerkungen*: ....

....

....

* Insbes. für Kinder und psychisch Kranke/geistig Behinderte

6. Ergebnis der Prüfung des Vorliegens der Pflegebedürftigkeit

6.1 Liegt die Pflegebedürftigkeit vor? nein ☐ ja ☐

Wenn nein, Begründung:

....

....

Wenn nein, sind präventive Maßnahmen zur Vermeidung einer drohenden Pflegebedürftigkeit angezeigt? ja ☐ welche ....

....

....

☐ Pflegestufe I ☐ Pflegestufe II ☐ Pflegestufe III seit wann? ....

Begründung:

....

....

Liegt ein außergewöhnlich hoher Pflegeaufwand vor?................................

Begründung:

....

....

6.2 Prognose über die weitere Entwicklung der Pflegebedürftigkeit

....

....

6.3 Ist die vollstationäre Pflege in geeigneter Weise sichergestellt?

ja ☐ nein ☐

Wenn nein, Erläuterung: ....

....

....

6.4 Liegen Hinweise für folgende Ursachen der Pflegebedürftigkeit vor?

Unfall ☐ Berufserkrankung ☐ Versorgungsleiden ☐ nein ☐

6.5 Stimmt der unter 1.4 angegebene Pflegeaufwand mit dem festgestellten Hilfebedarf überein?

ja ☐ nein ☐

Wenn nein, Erläuterung: ....

7. Empfehlungen an die Pflegekasse/individueller Pflegeplan

7.1 Maßnahmen zur Rehabilitation nicht erforderlich ☐

Krankengymnastik, welche .... ☐
Ergotherapie, welche .... ☐
Logopädie, welche .... ☐
Sonstige Maßnahmen, welche ....
Erläuterung ....

7.2 Verbesserung/Veränderung der Hilfsmittel

7.2.1 Hilfsmittel der GKV, welche .... nicht erforderlich ☐

Erläuterung .... ☐

7.2.2 Pflegehilfsmittel .... nicht erforderlich ☐

zur Körperpflege und Hygiene, welche .... ☐
zur Ernährung.. ☐
zur Mobilität innerhalb und außerhalb
der Wohnung, welche .... ☐
zur Erleichterung der Pflege für die .... ☐
Pflegeperson, welche .... ☐
Erläuterung: ....

....

7.3 Technische Hilfen und bauliche Maßnahmen zur

Anpassung des Wohnumfeldes .... nicht erforderlich ☐
.... erforderlich ☐

....

7.4 Art und Umfang von Pflegeleistungen

7.4.1 Unterstützung/Veränderung in bezug auf Antragsteller/

nicht erforderlich ☐

Pflegeperson im Hinblick auf Art und Umfang der
Pflege .... ☐
Hauswirtschaftlicher Bereich, welcher .... ☐
Grundpflege, welche .... ☐
Behandlungspflege, welche .... ☐
Sonstiges, was .... ☐

....

7.4.2 Entlastung in bezug auf Antragsteller/Pflegeperson durch:

.... nicht erforderlich ☐
Tages-,/Nachtpflege, welche .... ☐
Kurzzeitpflege, welche .... ☐
Heimpflege, welche .... ☐
Sonstige Betreuungsform, welche .... ☐

....

7.4.3 Beratung in bezug auf Antragsteller/Pflegepersonal
durch: .... nicht erforderlich ☐

Pflegedienst/-einrichtung, welche .... ☐
Pflegekurs/Anleitung, welche(r) .... ☐
HWV/Essen auf Rädern .... ☐
Sonstiges, wa .... ☐
....

7.4.4 Vorschläge zur Versorgung in der stationären Pflegeeinrichtung

durch: .... nicht erforderlich ☐
Grundpflegerische Leistungen, welche .... ☐
individuelle Ausstattung mit Pflegehilfsmitteln, welche .... ☐
....
Gestaltung des Tagesablaufes, wie .... ☐
Sonstiges, was .... ☐
Erläuterungen ....
....

7.5 Mögliche kurative Defizite

....
....

8. Zusätzliche Empfehlungen/Bemerkungen

....
....
....
....
....

9. Empfehlung zum Termin der Wiederholungsbegutachtung:

....

10. Beteiligte Gutachter:

....
....

Unterschriften
Datum
Stempel

Anmerkungen

[1] **Prüfung der Pflegebedürftigkeit:** Die Prüfung wird im Pflegeversicherungsgesetz ausdrücklich erwähnt, obwohl im X. Sozialgesetzbuch – Verwaltungsverfahren – der Untersuchungsgrundsatz nach § 20 von Amts wegen vorgeschrieben ist und für alle Sozialleistungsbehörden Gültigkeit hat.

[2] **Empfehlung des MDK:** Die Empfehlung des MDK's wird in den meisten Fällen von den Pflegekassen übernommen. Jedoch können z.B. bei der Feststellung des Beginns der Pflegebedürftigkeit vor dem Antragsdatum bei der Pflegekasse durch den MDK festgestellt wurde, kann sich die Pflegekasse auf das Antragsdatum zurückziehen und ab diesem Zeitpunkt Leistungen gewähren.

[3] **Begutachtungsinstrumentarien:** Vor 1997 wurden die Richtlinien der Spitzenverbände und die Begutachtungsanleitung getrennt aufgeführt. Seit Juli 1997 wird unterschieden zwischen Richtlinien der Spitzenverbände der Krankenkassen zur Begutachtung von Pflegebedürftigkeit nach dem XI Buch des Sozialgesetzbuches und den Anlagen – Orientierungswerte zur Pflegezeitbemessung für die in § 14 SGB XI genannten Verrichtungen der Grundpflege Formulargutachten für Antragsteller aus dem häuslichen Bereich und der aus der vollstationären Pflegeeinrichtung und des Formulargutachtens für Antragsteller in vollstationären Einrichtungen der Behindertenhilfe;

[4] **Orientierungswerte zur Pflegezeitbemessung:** Aus der gesetzlichen Verknüpfung von Art und Häufigkeit der Verrichtung mit dem Mindestzeitaufwand für die Pflege folgt zwingend, daß der Zeitaufwand für die notwendige Hilfe bei den einzelnen nach dem Gesetz maßgeblichen Verrichtungen festgestellt werden muß. Das schon nach den Prinzipien des Rechts- und Sozialstaates besonders bedeutsame Gebot der sozialen Gerechtigkeit erfordert dabei eine Gleichbehandlung vergleichbarer Sachverhalte. (BRi, 1997)

[5] **Katalogverrichtung:** Vom Gesetzgeber vorgegebene, alltägliche wiederkehrende Verrichtungen des Lebens.

[6] **Formen der Hilfe:**
Übernahme bedeutet, daß die Pflegeperson den Teil der Verrichtungen des täglichen Lebens übernimmt, den der Pflegebedürftige selbst nicht ausführen kann. Eine teilweise Übernahme einer Verrichtung liegt z.B. beim An- und Auskleiden schon dann vor wenn lediglich die Strümpfe nur mit Hilfe einer anderen Person angezogen werden können.
Unterstützung bedeutet, noch vorhandene Fähigkeiten bei den Verrichtungen des täglichen Lebens zu erhalten und zu fördern sowie dem Pflegebedürftigen zu helfen, verlorengegangene Fähigkeiten wieder zu erlernen und nicht vorhandene zu entwickeln (aktivierende Pflege). Eine Unterstützung liegt z.B. vor, wenn bei partieller Lähmung des rechten Armes die Hand zum Kämmen durch eine andere Person geführt werden muß. Zur Unterstützung können ferner bei kranken oder behinderten Kindern auch sonstige pflegerische Maßnahmen durch Pflegepersonen (pflegeunterstützende Maßnahmen) gehören. Sie stellen für sich allein gesehen keine Verrichtungen des täglichen Lebens dar und können deshalb nur dann berücksichtigt werden, wenn sie zusätzlich zu dem in der jeweiligen Pflegestufe erforderlichen Hilfebedarf bei den gesetzlich vorgeschriebenen Verrichtungen des täglichen Lebens notwendig sind. Somit sind pflegeunterstützende Maßnahmen bei dem in den Richtlinien gemäß § 17 SGB XI geforderten zeitlichen Mindestaufwand für die Grundpflege der jeweiligen Pflegestufe mit zu berücksichtigen (siehe auch Ziffer 3.5.1 der PflRi vom 07. 11. 1994). Andererseits können Maßnahmen der Kranken

behandlung (§ 27 SGB V), der medizinischen Rehabilitation (§ 11 Abs. 2 SGB V) oder der Behandlungspflege (§ 37 SGB V) bei der Feststellung des Pflegebedarfs auch dann nicht berücksichtigt werden, wenn sie zur Ergänzung oder Unterstützung einer Therapie durch Familienangehörige durchgeführt werden. Über das in den Pflegebedürftigkeitsrichtlinien, Ziffer 3.5.1 genannte Beispiel (Abklopfen zwecks Sekretlimination bei Mukoviszidose) hinaus bleibt derzeit kein Raum für weitere pflegeunterstützende Maßnahmen.

Eine *Anleitung* liegt vor, wenn der Pflegebedürftige trotz vorhandener motorischer Fähigkeiten eine konkrete Verrichtung nicht ohne Hilfe einer anderen Person zu Ende führt. Zum Beispiel muß die Pflegeperson beim Waschen entweder den Ablauf der einzelnen Handlungsabschnitte lenken oder demonstrieren.

Bei der *Beaufsichtigung* steht die Sicherheit beim konkreten Handlungsablauf der Verrichtungen im Vordergrund. Z.B. ist Beaufsichtigung beim Rasieren erforderlich, wenn durch unsachgemäße Benutzung der Klinge oder des Stroms eine Selbstgefährdung gegeben ist.

Eine allgemeine Beaufsichtigung, die über die Sicherung der definierten Verrichtungen (auch zur Vermeidung von Eigen- und Fremdgefährdung bei diesen) hinausgeht, ist bei der Bemessung des Hilfebedarfs nicht zu berücksichtigen. Z.B. ist die allgemeine, über den ganzen Tag bestehende Umtriebigkeit eines Dementen oder geistig Behinderten nur insoweit zu berücksichtigen, wie dadurch erhöhter Hilfebedarf bei den Verrichtungen ausgelöst wird.

[7] **IK:** Institutionskennzeichen, das zu Abrechnungszwecken von den Kassen eingerichtet wurde.

[8] **Aktivierende Pflege:** § 11 Rechte und Pflichten der Pflegeeinrichtungen
Die Pflegeeinrichtungen pflegen, versorgen und betreuen die Pflegebedürftigen, die ihre Leistungen in Anspruch nehmen, entsprechend dem allgemein anerkannten Stand medizinisch-pflegerischer Erkenntnisse. Inhalt und Organisation der Leistungen haben eine humane und aktivierende Pflege unter Achtung der Menschenwürde zu gewährleisten.

[9] **Standardpflegeplan:** Die Erstellung eines diagnoseorietierten Standardpflegeplanes erleichtert die Entwicklung des individuellen Pflegeplanes. Ausgewählte Beispiele auf Grundlage ausgewählter Theorien sind herausgegeben von KELLNHAUSER, Edith: Der diagnoseorientierte Pflegeprozeß. Exemplarische Pflegepläne auf der Grundlage ausgewählter Pflegetheorien. Melsungen: Bibliomed Verlag, 1. Auflage 1998

[10] **Gesetz über die Berufe in der Krankenpflege (KrPflG):** Ausgegeben zu Bonn am 11. Juni 1985;
Ausbildung § 4 (Abs. 1) Die Ausbildung für Krankenschwestern und Krankenpfleger und für Kinderkrankenschwestern und Kinderkrankenpflegern soll die Kenntnisse, Fähigkeiten und Fertigkeiten zur verantwortlichen Mitwirkung bei der Verhütung, Erkennung und Heilung von Krankheiten vermitteln (Ausbildungsziel). Die Ausbildung soll insbesondere gerichtet sein auf

1. die sach- und fachkundige, umfassende, geplante Pflege des Patienten,
2. die gewissenhafte Vorbereitung, Assistenz und Nachbereitung bei Maßnahmen der Diagnostik und Therapie,
3. die Anregung und Anleitung zu gesundheitsförderndem Verhalten,
4. die Beobachtung des körperlichen und seelischen Zustandes des Patienten und der Umstände, die seine Gesundheit beeinflussen, sowie die Weitergabe dieser Beobachtungen an die an der Diagnostik, Therapie und Pflege Beteiligten,
5. die Einleitung lebensnotwendiger Sofortmaßnahmen bis zum Eintreffen der Ärztin oder des Arztes,
6. die Erledigung von Verwaltungsaufgaben, soweit sie in unmittelbarem Zusammenhang mit den Pflegemaßnahmen stehen.

[11] **Gutachter:** Außer Ärzten und Fachkräften der Pflegeberufe können zur Beurteilung der Pflegesituation Heil- und Son-

derpädagogen, Sozialarbeiter, Psychologen oder spezielle Fachärzte, die entweder beim Medizinischen Dienst angestellt sind oder von ihm im Einzelfall beauftragt werden, hinzugezogen werden.

12 **Selbstbestimmung:** Nach § 2 des Pflegeversicherungsgesetzes sollen die Leistungen der Pflegeversicherung den Pflegebedürftigen helfen, trotz ihres Hilfebedarfs ein möglichst selbstständiges und selbstbestimmtes Leben zu führen, das der Würde des Menschen entspricht. Die Hilfen sind darauf auszurichten, die körperlichen, geistigen und seelischen Kräfte der Pflegebedürftigen wiederzugewinnen oder zu erhalten. In Abs. 3 wird auf die religiösen Bedürfnisse des Pflegebedürftigen verwiesen zur Rücksichtnahme. Auf ihren Wunsch hin sollen sie stationäre Leistungen in einer Einrichtung erhalten, in der sie durch Geistliche ihres Bekenntnisses betreut werden können.

13 **Grundgesetz: Artikel 3 (Gleichheit vor dem Gesetz)**
(1) Alle Menschen sind vor dem Gesetz gleich.
(2) Männer und Frauen sind gleichberechtigt. Der Staat fördert die tatsächliche Durchsetzung der Gleichberechtigung von Frauen und Männern und wirkt auf die Beseitigung bestehender Nachteile hin.
(3) Niemand darf wegen seines Geschlechtes, seiner Abstammung, seiner Rasse, seiner Sprache, seiner Heimat und Herkunft, seines Glaubens, seiner religiösen oder politischen Anschauungen benachteiligt oder bevorzugt werden. Niemand darf wegen seiner Behinderung benachteiligt werden.

14 **Laienpflegekraft:** Bei der Bemessung der Zeitwerte wird von einer 40 Jahre alten Frau mit durchschnittlicher Konstitution ohne Fachausbildung ausgegangen.

15 **Körpergewicht**, das von Geschlecht, Alter, Ernährungszustand und Körperlänge abhängige Gewicht eines Individuums. Die Faustformel für die Berechnung des *Soll-* oder *Normalgewichts*, die *Broca-Formel*, kann nur als allg. Richtschnur gelten: Körperlänge (in cm) abzüglich 100 ergibt das Normalgewicht (in kg). – Als *Idealgewicht* gilt bei Männern 10 % und bei Frauen 15 % unter Normalgewicht. *Übergewicht* besteht, wenn das K. 10 % über dem Wert des Normalgewichtes liegt. Als *Untergewicht* gilt jedes K. unter dem Normalgewicht. Eine wesentl. Rolle spielt auch der Knochenbau. Am K. sind die Knochen mit etwa 17,5 % beteiligt. (Meyers Lexikonverlag)

16 **Begutachtungs-Richtlinien BRi:** Den BRi in der Fassung vom 21.03.1997 haben das BMA und das BMG im Mai 97 zugestimmt. Den entsprechend der Maßgaben geänderten BRi hat das Gremium nach SGB V auch im Mai 97 zugestimmt und die BRi mit Wirkung vom 01.06.1997 in Kraft gesetzt.

17 **Problemlösung:** Bei der Problemlösung wird versucht, *eine rasche Lösung für ein bestimmtes akutes Problem* zu finden. Sie beschäftigt sich also mit einem konkreten Problem, das rasch gelöst werden muß und nicht auf die Ergebnisse langfristiger Forschungsarbeit warten kann.
Die Problemlösung ist also an einen bestimmten Fall bzw. konkrete Situation gebunden, und *bringt damit bestimmten Person(en) in einer konkreten Situation einen Nutzen.*

18 **Forschung:** Der Zweck wissenschaftlicher Forschung besteht darin, durch das Finden *gültiger Antworten auf bestimmte Fragen neues Wissen zu ermitteln.*
Anders als bei der Problemlösung ist die Forschung *nicht* an eine konkrete Situation gebunden; es bezieht sich allgemein auf die Pflege kranker Menschen oder bestimmter Gruppen. *Forschungsergebnisse sollten auf weiter Ebene für möglichst viele Menschen von Nutzen sein.*

19 **Minutenwerte für die Pflegestufen:**

Täglicher pflegerischer Hilfebedarf –

Pflegestufe I 45 Minuten
Pflegestufe II 120 Minuten
Pflegestufe III 240 Minuten

hauswirtschaftlicher Hilfebedarf –

	Gesamtzeit
45 Minuten	90 Minuten
45 Minuten	165 Minuten
45 Minuten	285 Minuten

[20] **Pflegeabhängigkeitsskala PAS:** Die Pflegeabhängigkeitsskala ist mittlerweile in Deutschland nicht nur im Heimbereich sondern auch an Kliniken erprobt. Die wissenschaftliche Begleitung hat Herr Prof. Dassen, Institut für Pflegewissenschaft, an der Charité/Humboldt-Universität zu Berlin übernommen.

[21] **BAK-System:** Dieses System wurde in der Schweiz erprobt und wird dort in Langzeitpflegeeinrichtungen eingesetzt.

[22] **Rhys-Hearn Methode:** Diese Methode wurde im Rahmen einer Studie in Australien angewandt. Die Methode wurde im Waadtland (CH) getestet.

[23] **RAI Das Resident Assessment Instrument:** RAI wurde 1988 in den USA erprobt und ist seit 1990 in geriatrischen Langzeitpflegeeinrichtungen gesetzlich vorgeschrieben. Seit 1990 wird es in den Niederlanden und Dänemark eingesetzt. Seit 1993 läuft ein RAI-Testprogramm in der Schweiz. In der BRD ist RAI seit 1994 in Hamburg im Testeinsatz.

[24] **Folgen der Untersuchungsverweigerung:** Erteilt der Versicherte dazu nicht sein Einverständnis, kann die Pflegekasse die beantragte Leistung verweigern.

[25] **Dritter Teil SGB I:** Mitwirkung des Leistungsberechtigten
§ 60 Angabe von Tatsachen
(1) Wer Sozialleistungen beantragt oder erhält, hat
1. alle Tatsachen anzugeben, die für die Leistung erheblich sind, und auf Verlangen des zuständigen Leistungsträgers der Erteilung der erforderlichen Auskünfte durch Dritte zuzustimmen,
2. Änderungen in den Verhältnissen, die für die Leistung erheblich sind oder über die im Zusammenhang mit der Leistung Erklärungen abgegeben worden sind, unverzüglich mitzuteilen
Anmerkung: unverzüglich heißt in der heutigen üblichen Rechtsprechung »ohne schuldhaftes Zögern«.
§ 62 Untersuchungen
Wer Sozialleistungen beantragt oder erhält, soll sich auf Verlangen des zuständigen Leistungsträgers ärztlichen und psychologischen Untersuchungsmaßnahmen unterziehen, soweit diese für die Entscheidung über die Leistung erforderlich sind.

[26] **Bestehende Schwangerschaft:** Schwangerschaft wurde in diese Klassifikation einbezogen, weil sie mit gewissen funktionellen Einschränkungen verbunden ist.

[27] **Grund- oder Behandlungspflege:** Die Abgrenzung zwischen der Grundpflege und Behandlungspflege wurde in den letzten Jahren sozialpolitisch heftig diskutiert. Mit Einführung des Pflegeversicherungsgesetzes wurden nur im vollstationären Bereich dem Versicherten diese Leistungen der Behandlungspflege aus Kostengründen in die Pflegeversicherung eingeschlossen. Das heißt: Der Versicherte hat keinen Anspruch zur Versorgung mit Behandlungspflege durch die Krankenkassen in einem Alten- und Pflegeheim. Die Pflegekassen gelten mit einer Pauschale die Grund- und Behandlungspflege ab. Diese Regelung ist befristet bis zum Jahre 2000.

[28] **Hilfsmittel:** Mit Beginn der Pflegeversicherung und Trennung der Zuständigkeiten der Kranken- und Pflegekassen (vgl. 1.2.) wird von den Kassen immer wieder vorgetragen, daß in einem Altenheim für jeden Bewohner jedes Hilfsmittel zur Verfügung stehen müßte. Gleichzeitig sind die Kassen bei den Pflegesatzverhandlungen nicht bereit, die Investitionsförderung entsprechend anzupassen.

[29] **Orificium (lat.) n:** Mündung, Öffnung.

[30] **Pflegeversicherungsgesetz:**
§ 17 Richtlinien der Pflegekassen
(1) Die Spitzenverbände der Pflegekassen beschließen im Interesse einer einheitlichen Rechtsanwendung gemeinsam und einheitlich unter Beteiligung des Medizinischen Dienstes der Spitzenverbände der Krankenkassen Richtlinien zur näheren Abgrenzung der in § 14 genannten Merkmale der Pflegebedürftig-

keit, der Pflegestufen nach § 15 und zum Verfahren der Feststellung der Pflegebedürftigkeit. Sie haben die Kassenärztliche Bundesvereinigung, die Bundesverbände der Pflegeberufe und der Behinderten, die Bundesarbeitsgemeinschaft der Freien Wohlfahrtspflege, die Bundesarbeitsgemeinschaft der überörtlichen Träger der Sozialhilfe, die kommunalen Spitzenverbände auf Bundesebene, die Bundesverbände privater Alten- und Pflegeheime sowie die Verbände der privaten ambulanten Dienste zu beteiligen. Die Spitzenverbände der Pflegekassen beschließen unter Beteiligung des Medizinischen Dienstes der Spitzenverbände der Krankenkassen gemeinsam und einheitlich Richtlinien zur Anwendung der Härtefallregelungen des § 36 Abs. 4 und des § 43 Abs. 3.

(2) Die Richtlinien nach Absatz 1 werden erst wirksam, wenn das Bundesministerium für Arbeit und Sozialordnung sie genehmigt. Die Genehmigung gilt als erteilt, wenn die Richtlinien nicht innerhalb eines Monats, nachdem sie dem Bundesministerium für Arbeit und Sozialordnung vorgelegt worden sind, beanstandet werden. Beanstandungen des Bundesministeriums für Arbeit und Sozialordnung sind innerhalb der von ihm gesetzten Frist zu beheben.

Register